# MÉMOIRE

SUR LES

# ABCÈS DE LA FOSSE LOMBAIRE

PAR

## LE Dr ALF. COURBON

Professeur suppléant des chaires de chirurgie et chef des travaux anatomiques
à l'École de médecine de Tours, chevalier de la Légion d'honneur.

PARIS

LIBRAIRIE J.-B. BAILLIÈRE ET FILS

RUE HAUTEFEUILLE, 19, PRÈS LE BOULEVARD SAINT-GERMAIN

—

1873

# MÉMOIRE

SUR LES

# ABCÈS DE LA FOSSE LOMBAIRE

PARIS. — TYPOGRAPHIE DE A. POUGIN, 13, QUAI VOLTAIRE. — 1438.

# MÉMOIRE

SUR LES

# ABCÈS DE LA FOSSE LOMBAIRE

PAR

LE D<sup>r</sup> ALF. COURBON

Professeur suppléant des chaires de Chirurgie et chef des travaux anatomiques
à l'École de Médecine de Tours, chevalier de la Légion d'honneur,

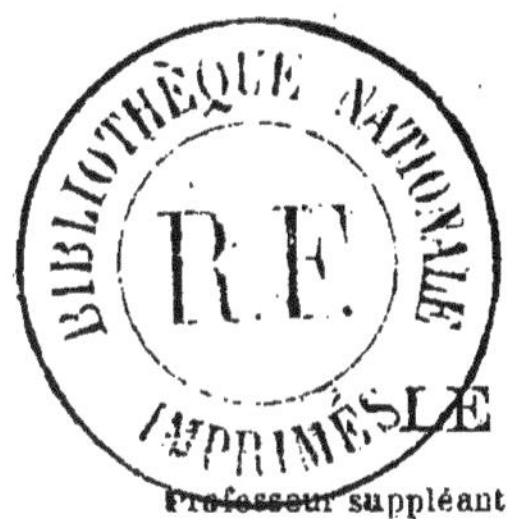

PARIS

LIBRAIRIE J.-B. BAILLIÈRE ET FILS

RUE HAUTEFEUILLE, 19, PRÈS LE BOULEVARD SAINT-GERMAIN

—

1873

# MÉMOIRE

SUR LES

# ABCÈS DE LA FOSSE LOMBAIRE

Je désigne, sous le nom d'*abcès de la fosse lombaire*, les abcès qui se forment en dehors du péritoine dans cette partie de la région lombaire qui est limitée en dedans par le muscle psoas, en bas par la crête iliaque, en haut par les fausses côtes, et en dehors par une ligne parallèle à la colonne rachidienne et passant, soit par le milieu de la crête iliaque, soit, ce qui est préférable, par l'épine iliaque antérieure et supérieure.

Ces abcès ont été décrits, mais en partie seulement, sous les dénominations d'*abcès des lombes provenant du rein*, *d'abcès autour du rein*, *d'abcès périnéphriques*, et, prenant surtout en considération l'élément inflammatoire qui le plus souvent les précède, de *périnéphrite*, de *périnéphrite primitive*, et de *phlegmon périnéphrétique*. Moi-même j'avais eu l'intention, il y a longtemps déjà, de les nommer *abcès sous-péritonéaux des lombes* et de les décrire avec ce titre dans un mémoire spécial.

Mais il est facile de démontrer que toutes ces qualifications sont, sinon inexactes, tout du moins insuffisantes. Dans toutes, à l'exception de la dernière, ces abcès, soit qu'on les considère comme une conséquence d'une affection du rein, soit qu'on admette que quelquefois l'atmosphère cellulo-adipeuse dans laquelle il est plongé puisse s'enflammer et suppurer isolément, en dehors de toute lésion rénale, ces abcès, dis-je, sont toujours placés plus ou moins, comme leur nom l'indique, sous la dépendance de l'organe sécréteur de l'urine. Cependant, si, sur un cadavre, on enlève le rein avec toute sa capsule adipeuse, on trouve encore dans la fosse lombaire une grande quantité de tissu cellulo-adipeux, et ce tissu qui est même plus abondant que celui de la fosse iliaque pourra, de même que ce dernier, être le siége d'inflammation et de suppuration sans aucune participation rénale. Remarquons, en outre, que le rein n'occupe qu'une partie de la fosse lombaire, et qu'il présente dans sa situation d'assez fréquentes anomalies. Supposons donc qu'il soit situé, ainsi que cela s'observe, en travers au devant de la colonne vertébrale, dans la fosse iliaque ou dans l'excavation pelvienne ou bien encore qu'il fasse complétement défaut d'un côté, comme je l'ai observé dernièrement à gauche sur le cadavre d'un vieillard, et admettons alors que, sous l'influence d'une contusion des lombes ou de toute autre cause, le tissu cellulo-adipeux de la fosse lombaire s'enflamme et suppure, cette collection purulente, qui portera naturellement, d'après l'usage, le nom d'abcès périnéphriques, sera-t-elle, dans cette circonstance, convenablement désignée? Évidemment non. D'ailleurs, il est un organe important qui affecte des rapports non moins intimes que le rein avec la fosse lombaire, c'est le côlon, l'ascendant à droite, le descendant à gauche. Or, la suppuration du tissu cellulaire de la fosse lombaire peut avoir pour point de départ, comme la chose a lieu pour les abcès de la fosse iliaque, une inflammation ou une perforation de ces parties du gros intestin et l'on ne saurait encore ici, sans consacrer une erreur, employer les expressions usuelles pour désigner ces sortes d'abcès.

Quant au nom d'abcès sous-péritonéaux des lombes que j'avais d'abord l'intention d'employer, il a l'inconvénient, à l'inverse des autres qui ne disent pas assez, de dire trop et de comprendre les abcès du psoas ou psoïtis et les abcès ossifluents des lombes, abcès bien distincts qui, loin de se diriger vers la fosse lombaire, se portent en bas, dans l'excavation pelvienne, ou du côté du grand bassin, pour aller proéminer aux régions antérieure et postérieure de la racine de la cuisse.

La dénomination d'abcès de la fosse lombaire est au contraire à l'abri de tous ces reproches. Elle nous sert à désigner des abcès ayant une grande analogie avec ceux de la fosse iliaque et qui, quelles que soient les causes qui leur ont donné naissance, qu'ils proviennent d'une altération du rein ou de la suppuration primitive de la capsule adipeuse, de l'inflammation et d'une perforation du côlon ou de l'inflammation primitive du tissu cellulo-adipeux de la fosse lombaire, ont pour caractère essentiel et tout à fait pratique de former leur foyer dans cette fosse lombaire et de proéminer, dans la grande majorité des cas, en arrière aux lombes, en dehors de la masse commune des muscles sacro-lombaire et long dorsal où ils tendent à s'ouvrir.

Ces abcès ont, au point de vue pratique, une grande importance et devraient former dans les traités de pathologie externe un article à part, au même titre que les abcès de la fosse iliaque avec lesquels ils ont une grande analogie, comme nous le démontrerons dans le courant de ce mémoire, toutes les fois que l'occasion s'en présentera.

La première analogie qui existe entre ces deux sortes d'abcès, c'est celle de leur dénomination qui indique qu'ils se forment les uns et les autres dans une partie excavée ou fosse. Mais cette excavation existe-t-elle bien dans la région lombaire ? L'expression de fosse lombaire, qui n'est pas habituellement employée, n'est-elle pas hasardée et mérite-t-elle d'être conservée ? C'est ce que nous allons d'abord examiner en faisant succinctement l'anatomie de cette portion de la région lombaire qui nous occupe.

Anatomie de la fosse lombaire. — Si l'on examine la région lombaire du côté de la cavité abdominale, alors qu'on a enlevé les viscères qu'elle contient et le péritoine, on voit qu'elle présente sur la ligne médiane une saillie considérable en grande partie formée par le corps des vertèbres lombaires et les muscles psoas, et de chaque côté une dépression profonde qui comprend le reste de la région lombaire. C'est à ces deux dépressions latérales, situées l'une à droite, l'autre à gauche, que je donne le nom de *fosses lombaires*. Elles sont limitées en dedans par le bord postérieur des muscles psoas, en bas par la ligne courbe que représente la crête iliaque, en haut par l'arcade fibreuse appelée ligament cintré du diaphragme, les extrémités des deux dernières côtes et les intersections correspondantes du diaphragme et du transverse de l'abdomen. Enfin, en dehors, les limites de la fosse lombaire tout à fait artificielle sont déterminées par une ligne parallèle à l'axe du corps et coupant la crête iliaque au milieu ou au niveau du point de jonction de son tiers antérieur avec son tiers moyen. Mais, si l'on voulait avoir en dehors une limite facile à déterminer en même temps que fixe et invariable, on ferait passer la ligne en question par l'épine iliaque antérieure et supérieure.

La fosse lombaire est fortement concave transversalement. Dans le sens vertical, bien qu'elle soit largement ouverte, en haut dans l'hypochondre, en bas dans la fosse iliaque, elle présente aussi une certaine concavité qui existe toujours à un degré quelconque, et qui est très-prononcée chez quelques sujets. La courbure qu'elle forme dans ce sens a son sommet ou sa plus grande profondeur immédiatement en dehors de la partie moyenne du bord externe du carré des lombes. Il en est de même pour la concavité transversale, de manière que cet endroit que nous venons d'indiquer constitue comme le fond de la fosse lombaire. En dehors, dans la partie qui correspond à la moitié ou au tiers externe de la crète iliaque, la fosse lombaire n'existe pas à proprement parler, du moins à l'état normal ; là, au contraire, la paroi abdominale est convexe, et cette convexité est en rapport avec la profondeur de l'échancrure ilio-costale qui lui correspond extérieurement. Mais dans l'état pathologique, lorsque du pus s'accumule dans la fosse lombaire et s'étend en dehors en décollant le péritoine, la convexité qui existe intérieurement au niveau de l'échancrure extérieure ilio-costale disparaît en même temps que cette échancrure, et est remplacée par une dépression qui se continue sans aucune ligne de démarcation avec l'excavation de la fosse lombaire.

Vue en arrière, du côté de la peau, la légion lombaire présente, sur la ligne médiane, un sillon peu profond qui correspond aux apophyses épineuses des vertèbres lombaires, et, sur les côtés, une saillie large de quatre travers de doigt, plus ou moins prononcée suivant les sujets et formée par le relief des muscles des gouttières vertébrales. Cette saillie, qui ne correspond que par ses deux tiers externes aux parois de la fosse lombaire, est souvent difficile à bien limiter en dehors, où elle se fond presque insensiblement avec les parties voisines. Enfin, tout à fait en dehors, on observe une dépression plus ou moins profonde suivant les sujets, plus profonde chez la femme que chez l'homme, concave de haut en bas, convexe transversalement, qui constitue l'*échancrure ilio-costale*, qu'on pourrait appeler aussi *échancrure lombaire*, et dont nous avons parlé plus haut.

Tandis que la fosse iliaque a une charpente osseuse, la fosse lombaire n'est constituée que de parties molles. Ces dernières sont en procédant d'avant en arrière, c'est-à-dire des parties profondes aux parties superficielles, dans le tiers interne de la fosse : *le carré des lombes* qui appartient en totalité à la région, *la masse commune des muscles sacro-lombaire et long dorsal* qui n'y correspond que par ses deux tiers externes, et *le grand dorsal* qui n'y concourt guère que par son aponévrose d'insertion qui est, comme on le sait, de forme triangulaire. Dans le reste de leur étendue, les parois de la fosse lombaire sont formées, en procédant toujours dans le même sens, par une partie des muscles *transverse de l'abdomen, petit oblique, petit dentelé postérieur* et *inférieur* et *grand oblique*. Le tout est recouvert par *l'aponévrose d'enveloppe* du grand oblique, qui se prolonge sur le grand dorsal et qui est d'une extrême ténuité, par deux couches de tissu cellulaire, *lame profonde* et *lame superficielle du fascia superficialis*, abondamment pourvues de graisse, excepté au niveau de la masse commune des muscles sacro-spinaux, et enfin par *la peau*, qui offre plus d'épaisseur et de résistance en dehors qu'en dedans.

Le muscle *transverse* occupe toute la hauteur de la région lombaire et se trouve réduit, dans une grande partie de cette région, à son aponévrose. Cette aponévrose, parvenue au niveau du bord externe de la masse commune des muscles sacro-spinaux, se trifolie et forme comme les trois feuillets ouverts d'un livre : le feuillet postérieur renforcé des lames aponévrotiques des muscles petit oblique et petit dentelé inférieur, va s'unir à l'aponévrose du grand dorsal dont il partage les insertions aux apophyses épineuses lombaires et sacrées et à la crête iliaque ; le feuillet moyen s'attache au sommet des apophyses transverses des vertèbres lombaires et l'antérieur à la base de ces mêmes apophyses. Il résulte de cette disposition deux gaines dont l'une postérieure, plus grande, plus résistante, contient la masse commune des muscles des gouttières vertébrales, tandis que l'autre antérieure loge le carré des lombes.

Les muscles *petit dentelé postérieur et inférieur* et le *petit oblique de l'abdomen* sont situés sur le même plan. Le premier n'appartient aux lombes que par sa digitation inférieure, qui s'insère à la douzième côte, et par son aponévrose qui occupe la moitié ou les deux tiers supérieurs de la région. Le second, bien reconnaissable à la direction de ses fibres musculaires qui croisent en X celles du grand oblique et dont la portion charnue se prolonge un peu plus en dedans que les portions correspondantes des muscles grand oblique et transverse, se termine dans ce sens par une aponévrose souvent très-résistante qui n'occupe que le tiers de la hauteur de la région lombaire.

Le *grand oblique de l'abdomen*, dont les fibres lombaires sont verticales ou légèrement obliques, est inférieurement sur le même plan que le grand dorsal ; mais bientôt il est croisé par ce dernier muscle qui devient plus superficiel pour se porter en haut et en dehors vers le bras. Comme le grand dorsal s'insère au tiers postérieur de la crête iliaque et le grand oblique à ses deux tiers antérieurs il en résulte que ses deux muscles sont séparés en bas par une simple ligne celluleuse. Toutefois, il arrive dans un tiers des cas environ, que le grand dorsal et le grand oblique, ou l'un des deux seulement, s'insérant à la crête iliaque dans une moins grande étendue, laissent entre eux un espace de forme triangulaire ou ovalaire qui est désigné sous le nom de *triangle lombaire* ou *de triangle de J.-L. Petit.*

Le *triangle lombaire* s'agrandit toujours un peu quand on a enlevé l'aponévrose d'enveloppe des deux muscles qui le constituent, et devient alors souvent manifeste, bien qu'il ne paraissait pas exister auparavant. L'aire de ce triangle est occupé le plus souvent par quelques fibres charnues, peu résistantes, du petit oblique, et, plus profondément, par l'aponévrose non encore trifoliée du transverse qui, dans cet endroit, est en général considérablement affaiblie et présente même quelquefois une véritable ouverture que l'on trouve dans quelques cas parfaitement circonscrite, comme je l'ai observé dernièrement sur un sujet où elle était limitée en dedans par une sorte de ligament falciforme. Après tout ce que nous venons de dire sur le triangle lombaire, il est facile de comprendre l'existence de la *hernie lombaire* ou *hernie* de *J. Petit* qui est regardée aujourd'hui comme moins rare qu'on ne l'a cru pendant longtemps.

Au devant du muscle transverse, entre ce muscle et le péritoine, est une couche de tissu cellulaire assez lâche qui permet facilement le décollement de la séreuse péritonéale. Une partie de ce tissu, en se condensant, forme quelquefois à la surface interne du transverse une lame mince qui fait suite au *fascia transversalis* et qu'on a décorée du nom de *fascia propria*. Mais le *fascia propria*, quand il existe, ne tarde pas à perdre sa texture atmosphérique pour former un tissu plus épais, plus souple, plus aréolaire, qui se remplit, en se rapprochant du carré des lombes des vésicules graisseuses qui deviennent surtout abondantes au-devant de ce muscle. Ce tissu cellulo-adipeux s'introduit par plusieurs ouvertures de l'aponévrose du transverse qui donnent passage à des nerfs et à des vaisseaux, et communique ainsi avec les lamelles celluleuses très-ténues qu'on trouve entre les trois couches musculaires, et avec le tissu cellulo-adipeux très-abondant qui est situé sous la peau. Cette communication du tissu souspéritonéal de la fosse lombaire avec le tissu cellulo-adipeux sous-cutané a souvent lieu d'une manière plus directe encore au niveau du triangle de J.-L. Petit.

Les parois de la fosse lombaire, constituées comme nous venons de le dire brièvement, sont traversées par des *artères*, des *veines*, des *vaisseaux lymphatiques* et des *nerfs*. Il n'y a que les nerfs et surtout les artères qui nous intéressent ici.

Les *nerfs* sont presque uniquement formés par la *branche postérieure des quatre derniers nerfs dorsaux* et des *trois premiers lombaires* que l'on voit se distribuer dans les parties postérieure et interne des parois de la fosse lombaire et par la *branche antérieure du douzième nerf dorsal* et du *premier nerf lombaire*. La branche antérieure du douzième nerf dorsal ou du *douzième nerf intercostal* accompagne la première artère lombaire. Quant à celle du premier nerf lombaire, elle se bifurque dès son origine pour donner naissance aux *branches abdomino-génitales supérieure* et *inférieure* qui croisent obliquement la face antérieure du carré des lombes, pour s'appliquer ensuite à la face interne du transverse qu'elles perforent souvent audelà des confins de la fosse lombaire.

Les *artères* sont les *lombaires* dont la branche antérieure, que l'on décrit souvent seule sous ce nom, appartient essentiellement à la fosse lombaire. Rarement au nombre de cinq, quelquefois de trois et généralement de quatre, les *artères lombaires* sont complétées dans ces derniers cas par la *branche ascendante de l'iléo-lombaire*. Elles parcourent transversalement la surface de la fosse lombaire et pénètrent dans l'épaisseur de ses parois vers son tiers moyen. Toutes ces artères, à l'exception de la première lombaire, sont très-grêles, surtout lorsqu'elles sont parvenues en dehors du carré des lombes. Mais il n'en est pas de même de la première lombaire qui offre toujours un certain volume, et que j'ai vu même souvent atteindre un calibre relativement considérable qui aurait rendu sa lésion dangereuse. Cette artère a en outre un trajet particulier qu'il importe de bien connaître. Accompagnée de sa veine collatérale et du douzième nerf intercostal qui se tient à quelques millimètres de distance, elle longe la dernière côte, cachée d'abord sous le ligament cintré du diaphragme dont elle se dégage en dehors du carré des lombes, se sépare de la côte à un ou deux centimètres de son sommet pour se porter en bas et en dehors, d'abord entre le péritoine et le transverse, puis, perçant ce dernier muscle, entre les couches musculaires de la paroi lombaire. Parvenue sous la peau à un ou deux travers de doigt au-dessus de la crête iliaque, elle se divise en deux branches, dont l'une se porte directement en bas, dans la région fessière, tandis que l'autre se dirige vers l'épine iliaque antérieure et supérieure. On voit ainsi que cette artère, qui est de beaucoup la plus importante de la région, traverse la fosse lombaire à la manière d'une diagonale, et qu'elle doit être nécessairement divisée dans les incisions tranversales qui, pratiquées en dehors de la masse commune des muscles sacro-spinaux, intéressent toute l'épaisseur de la paroi lombaire.

La fosse lombaire contient une grande quantité de tissu cellulo-adipeux, comme nous l'avons déjà dit, et deux organes importants, le *rein* et le *côlon*. Le tissu cellulo-adipeux de la fosse lombaire diminue graduellement à mesure qu'on s'approche de la crête iliaque où il constitue un tissu plus serré, plus fin et beaucoup moins chargé de graisse. Bien que ce tissu cellulaire communique directement avec celui de la fosse iliaque, sa différence de texture dans cette dernière, explique comment les abcès qui se développent dans le tissu adipeux de la fosse lombaire ont plus de tendance, comme nous le démontrerons plus tard, à se fixer dans cette région et à s'ouvrir à l'extérieur aux lombes qu'à se porter vers la région iliaque.

Le *rein* est plongé et comme perdu au sein du tissu cellulo-adipeux de la fosse lombaire, qu'il s'approprie pour se former une véritable enveloppe décrite sous le nom de *capsule adipeuse du rein*. Il n'occupe que les deux tiers ou la moitié en hauteur de la fosse lombaire; le reste du rein est logé dans l'hypochondre. On estime que le rein en général dépasse la dernière côte de trois travers de doigt; le rein droit descend cependant un peu plus bas. Le rein gauche est surtout en rapport en haut et en avant avec la rate, dont il est séparé toutefois par le péritoine qui forme à cet organe une loge complète. Il en est de même pour le rein droit à l'égard du foie, avec lequel il a des rapports encore plus étendus, et dont il se trouve également séparé par l'enveloppe qui lui fournit la séreuse péritonéale. Reposant un peu, en dedans, sur les muscles psoas, les reins débordent d'une faible quantité en dehors du carré des lombes.

Les *côlons*, l'*ascendant* à droite, le *descendant* à gauche, se trouvent en rapport immédiat en arrière avec la fosse lombaire correspondante, excepté dans l'endroit où ils en sont séparés par le rein. Chacun d'eux est maintenu dans sa position par le péritoine qui, ne faisant que passer au devant de lui chez quelques sujets et leur formant chez d'autres une sorte de mésentère, le plus souvent rudimentaire, ou *mésocôlon lombaire*, les assujettit presque toujours avec une assez grande fixité. Ce n'est qu'en dehors des reins et des côlons que le péritoine tapisse la fosse lombaire et s'unit à elle par un tissu cellulaire plus ou moins lâche.

Les différences qui existent entre la structure de la fosse lombaire et celle de la fosse iliaque doivent entraîner nécessairement des différences dans les opérations et les phénomènes pathologiques dont ces deux régions peuvent être le théâtre. En effet, c'est par derrière, sur le côté externe de la masse commune des muscles sacro-spinaux, qu'on pénètre dans la fosse lombaire, soit pour pratiquer la néphrotomie et l'extraction d'un calcul rénal, soit pour créer un anus contre nature d'après la méthode de Callisen et d'Amussat, soit, ce que l'on fait plus fréquemment, pour évacuer le pus d'un abcès, tandis que c'est par la paroi abdominale antérieure que l'on a accès dans la fosse iliaque pour ouvrir un anus artificiel d'après la méthode de Littre ou pour donner issue au pus d'un abcès de cette région. De même, c'est en arrière que vient proéminer une tumeur de la fosse lombaire et que tend à s'ouvrir un abcès de cette fosse, tandis que c'est en avant que les mêmes phénomènes se produisent dans les tumeurs et les abcès de la fosse iliaque. Ajoutons enfin, comme dernier rapprochement entre la fosse lombaire et la fosse iliaque, qu'il se produit sur les confins de ces deux fosses des hernies qui, bien que d'une fréquence très-différente dans les deux cas, ne doivent pas être oubliées dans le diagnostic des tumeurs de la fosse lombaire aussi bien que celles de la fosse iliaque.

En résumé, la face antérieure ou abdominale de la région lombaire présente, de chaque côté de la saillie vertébrale recouverte des muscles psoas, une excavation souvent aussi prononcée et quelquefois plus prononcée que la fosse iliaque. Nous avons donné à cette partie des lombes le nom de fosse lombaire à cause de sa forme et de son analogie avec la fosse iliaque, et parce qu'elle réclamait une dénomination spéciale comme étant bien distincte du reste de la région non-seulement par sa disposition anatomique, mais aussi au point de vue pathologique et chirurgical. Elle est, en effet, accessible au chirurgien, comme nous l'avons dit plus haut, et est le siége, ce qui offre une grande importance, d'abcès qui ont pour caractère essentiel et pathognomonique de proéminer en arrière, tandis que les abcès du reste de la région, du psoas et de la colonne lombaire se portent en bas et en avant vers la racine du membre inférieur.

Maintenant que nous avons défini les abcès de la fosse lombaire, que nous avons démontré que la dénomination de fosse lombaire était exacte et nécessaire, et que nous avons donné la composition anatomique de cette fosse, nous pouvons aborder la description des abcès dont elle est le siége.

Divisions. — Nous diviserons les abcès de la fosse lombaire en : 1° primitifs; 2° consécutifs; 3° et par congestion.

*Les abcès primitifs de la fosse lombaire* sont ceux qui, prenant naissance dans le tissu cellulo-adipeux de la fosse lombaire et dans celui qui enveloppe le rein, sont indépendants de toute inflammation ou altération des organes voisins. Nous verrons plus tard que ces abcès, de même du reste que les consécutifs, peuvent être *phlegmoneux*, ou *aigus* et *chroniques*, ou *froids*.

*Les abcès consécutifs de la fosse lombaire* se rattachent au contraire à une inflammation ou lésion des organes contenus dans la fosse lombaire, soit du côlon, soit du rein. On distingue parmi eux les *abcès urineux lombaires* qui ont pour point de départ une perforation du bassinet ou de l'origine de l'uretère, les *abcès vermineux* qui sont produits par des vers, et les *abcès stercoraux lombaires* qui reconnaissent pour cause une perforation du côlon.

*Les abcès par congestion de la fosse lombaire* sont ceux

dans lesquels le pus a sa source loin de la fosse lombaire où il vient s'accumuler et former son foyer. Ces abcès peuvent *provenir de la suppuration des parties molles*, ou bien ils ont pour point de départ une altération des os et constituent des *abcès ossifluents*.

Nous voulions d'abord décrire isolément chacun de ces trois genres d'abcès. Mais nous nous sommes aperçu qu'en agissant de la sorte nous nous exposerions à des redites inutiles sans aucun avantage pratique. Nous préférons les comprendre dans une même description en ayant soin d'exposer, toutes les fois que nous en trouverons l'occasion, les particularités que chacun d'eux peut présenter.

Toutefois, comme les abcès par congestion de la fosse lombaire ne se prêtent guère à cette description en commun, nous en parlerons à part, après avoir fait l'historique des abcès de la fosse lombaire en général.

HISTORIQUE. — Bien que les abcès de la fosse lombaire n'aient pas été décrits avec la dénomination que nous leur donnons, on les trouve cependant mentionnés dès la plus haute antiquité sous le nom de *tumeurs purulentes des lombes provenant des reins;* mais les anciens, qui n'en parlaient qu'incidemment, ne connaissaient que les abcès consécutifs et seulement ceux qui succèdent à l'inflammation et aux suppurations du rein. Ainsi, Hippocrate dit, dans son livre des *maladies internes*, que, dans les suppurations du rein, le pus vient former une tumeur aux lombes, non loin de l'épine; il donne même le conseil de l'ouvrir de bonne heure au moyen de l'instrument tranchant, tandis que Rufus préfère le faire à l'aide des caustiques. Les médecins latins, Galien et Celse, qui ont parfaitement décrit les calculs et sables rénaux, ainsi que les principaux accidents qu'ils déterminent, non seulement ne disent rien des abcès auxquels ils donnent quelquefois lieu, mais ne mentionnent pas même les tumeurs purulentes des lombes indiquées par Hippocrate ét Rufus. Il en est de même des médecins arabes, d'Albucasis au XIIe siècle, et plus tard de Sérapion et d'Avicenne. Guy de Chauliac, le père de la chirurgie française, dans son ouvrage publié en 1546 sous le titre de *Chirurgiæ tractatus septem cum antidotario*, à l'exemple des médecins latins et arabes, ne fait pas même mention des tumeurs purulentes des lombes provenant du rein. Ce n'est qu'un peu plus tard que de nouvelles observations vinrent faire revivre les opinions d'Hippocrate sur les abcès des lombes provenant des suppurations du rein, et démontrèrent, en outre, la part que prennent quelquefois les calculs rénaux dans la formation de ces abcès. Ainsi, en 1557, Cardon [1] parle d'un abcès lombaire qui donna issue à dix-huit calculs de la grosseur d'un dé, et, en 1577, Fernel [2] fait mention des tumeurs lombaires provenant des reins et dit que, par l'ouverture de ces abcès, on obtient l'issue du pus et parfois la sortie spontanée d'un calcul ou qu'on peut en opérer l'extraction. A partir de cette époque, les observations d'abcès lombaires, avec ou sans calculs rénaux, mais provenant toujours des reins, se sont multipliées.

D'une autre part, Quesnay, en 1749, dans son *Traité de la suppuration*, parle d'un abcès par congestion des lombes produit par le pus d'un abcès du poumon. Si l'on consulte les *Mémoires de l'Académie royale de chirurgie*, on y trouve un mémoire d'Hévin, publié à peu près à la même époque, en 1761, dans lequel sont mentionnés plusieurs cas d'abcès des lombes ayant eu pour cause la perforation du côlon déterminée par des corps étrangers, tels que morceaux de fer et arêtes de poisson avalés quelque temps auparavant.

1. Fernel. *De rerum varietate. Libri* XVII, *lib.* 8, *cap.* 44.
2. Fernel. *Path. Lib.* VI, *cap.* XII. *De morbis renum.*

Plus tard, les travaux des chirurgiens anglais, de Benjamin Bell [1] en 1789 et d'Abernethy [2] en 1811, sur les abcès par congestion provenant de la région lombaire de la colonne vertébrale et sur ceux du psoas qu'ils avaient désignés improprement sous le nom d'*abcès lombaires*, attirèrent l'attention des chirurgiens français sur ces sortes d'abcès, et on les regarda comme donnant naissance assez souvent, en suivant la voie de la fosse lombaire, à des tumeurs purulentes des lombes. Cette idée fut certainement trop généralisée, et plus d'une fois on dut prendre un abcès froid développé dans le tissu-cellulo-adipeux de la fosse lombaire pour un abcès par congestion symptomatique d'une carie vertébrale.

Cependant Heurteloup, dès 1812, dans le *Dictionnaire des sciences médicales* [3], avait senti la nécessité de distinguer les abcès de la colonne lombaire et du psoas de ceux de la fosse lombaire ; il appelle les premiers *abcès lombaires internes*, tandis qu'il désigne les seconds sous le nom d'*abcès lombaires externes*. Mais Heurteloup se contente de cette seule indication sans faire la distinction de la suppuration primitive et consécutive du tissu cellulo-adipeux de la fosse lombaire.

Ce n'est qu'en 1841 que cette distinction est faite pour la première fois par Rayer dans son *Traité des maladies des reins* [4], à l'article *périnéphrite*. L'illustre médecin de la Charité mentionne d'une manière spéciale la suppuration primitive de la capsule adipeuse du rein, indépendamment de toute lésion rénale, et la désigne sous le nom d'*abcès autour des reins primitif*. Depuis Rayer, on vit paraître dans les journaux de médecine, à de longs intervalles,

---

1. *Cours complet de Chirurgie*, t. V, p. 238.
2. *On the lumbar abcesses; Surgic. works*, t. II, 1811.
3. T. I, p. 34 ; art. *Abcès*.
4. Vol. III, p. 244.

quelques observations *d'abcès périnéphrétiques primitifs*
mais en 1860, ces abcès firent le sujet d'une excellente
thèse de M. Féron, intitulée : *De la périnéphrite primitive.* La même année, M. Picard soutenait, également
devant la Faculté de Paris, sa thèse sur le même sujet et
avec le même titre.

Plusieurs autres travaux ont été faits sur la suppuration
du tissu cellulo-adipeux de la fosse lombaire ; mais leurs
auteurs ont envisagé ces abcès à un point de vue plus général en embrassant à la fois les abcès primitifs et consécutifs. Ainsi, nous citerons les articles de M. Parmentier
sur les abcès périnéphrétiques, publiés en 1862 dans
l'*Union médicale* ; la thèse de M. Hallé, *Du phlegmon
périnéphrétique,* soutenue à Paris en 1863 ; enfin les ma-
gnifiques leçons de Trousseau sur les *abcès périnéphriques*
faites à l'Hôtel-Dieu en 1865 et que l'on trouvera dans le
troisième volume de sa *Clinique médicale.*

## Abcès par congestion de la fosse lombaire.

Les abcès par congestion de la fosse lombaire ont pour
origine, comme nous l'avons dit, tantôt la suppuration de
parties molles plus ou moins éloignées, tantôt l'altération
des os.

*Abcès par congestion de la fosse lombaire provenant de
la suppuration de parties molles.* — Dans ce cas, le pus
est le plus souvent fourni par l'un des organes contenus
dans la cavité thoracique, comme nous allons le démontrer par plusieurs exemples. Un homme [1] a un abcès de
la fosse lombaire qui s'ouvre et fournit une grande quantité

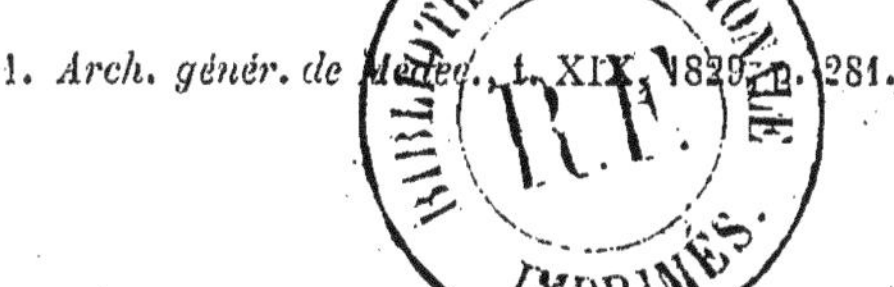

1. *Arch. génér. de Médec.* t. XIX, 1829, p. 281.

de pus ; on soupçonne qu'un rein est malade ; mais la mort étant survenue, l'ouverture du cadavre fit voir que les poumons étaient tuberculeux et que le pus de l'abcès lombaire tirait son origine d'une vomique développée dans la plèvre.

Le malade qui fait le sujet de l'observation de Quesnay [1] dont nous avons parlé plus haut, ayant également succombé, on trouva à l'autopsie qu'un des lobes du poumon était presque entièrement tombé en suppuration, et qu'une petite portion du liquide purulent épanché dans la poitrine s'était frayé, entre les attaches du diaphragme, un passage presque imperceptible par lequel il s'était glissé pour former dans la fosse lombaire un abcès qui proéminait en arrière.

Nous-même nous avons publié, en mai 1870, dans la *Gazette des Hôpitaux*, une observation intéressante d'abcès de la fosse lombaire produit par le pus d'un empyème. Dans ce cas, la tumeur purulente qui siégeait à gauche, immédiatement en dehors de la masse commune des muscles sacro-spinaux, offrait de fortes pulsations isochrones aux battements du pouls et accompagnées de mouvements d'expansion de toute la tumeur, de manière à simuler un anévrysme. La malade étant morte, l'autopsie permit de constater que toute la plèvre gauche, épaissie et baignée de pus, formait comme les parois d'un vaste abcès pleural communiquant avec la poche purulente des lombes par une ouverture qui permettait à peine l'introduction du petit doigt, et qui existait au niveau des attaches du diaphragme en dehors du carré des lombes. Les battements remarquables dont la tumeur avait été le siége pendant la vie n'avaient pu être que le résultat de la transmission des mouvements du cœur.

1. QUESNAY. *Loc. cit.*, p. 178.

Dans les trois observations dont nous venons de donner le résumé, le pus provenait de la poitrine, mais il peut venir aussi, quoique plus rarement, des parties molles de l'abdomen. C'est ainsi que dans le psoïtis, le pus, qui suit habituellement le trajet du psoas, peut percer la gaine de ce muscle pour aller former un second foyer dans la fosse lombaire. Mais ce genre de migration du psoïtis est tout à fait exceptionnel. Ce qui est un peu moins rare, c'est de voir un abcès de la fosse iliaque aller s'ouvrir aux lombes, après avoir formé un foyer purulent dans la fosse lombaire.

Les abcès du foie vont s'ouvrir, soit dans l'intestin, soit dans le poumon et les bronches en traversant le diaphragme, soit, ce qui est de beaucoup plus fréquent, à la partie antérieure de l'abdomen, vers l'hypochondre ou à l'ombilic. Il n'est pas impossible qu'ils se portent dans la fosse lombaire et fassent saillie aux lombes; mais nous n'en connaissons aucun cas. Cependant nous avons lu, dans le numéro du 1ᵉʳ mai 1845 du *Journal des connaissances médico-chirurgicales*, une observation d'abcès de la fosse lombaire droite, où le pus, sans être fourni par le foie, provenait de l'hypochondre droit.

Je sais que R.-H. Bell [1] parle d'un soldat qui succomba vingt-quatre jours après s'être heurté violemment le flanc droit contre un poteau, et chez lequel on trouva à l'autopsie une forte contusion du foie avec abcès en avant et en arrière de cet organe, s'étendant dans la fosse lombaire jusqu'au cœcum, dans lequel il s'ouvrait. Mais il n'est pas démontré dans cette observation, que le pus ait fusé du foie dans la fosse lombaire. Car on peut admettre que le traumatisme qui a déterminé l'inflammation et la suppuration du foie a agi en même temps sur le tissu cel-

1. BELL, R. H. *Edinb. Med. and surg. journ.*, t. XV, p. 252.

lulo-adipeux de la fosse lombaire pour y produire les mêmes effets.

Quand les abcès par congestion de la fosse lombaire proviennent, comme nous venons de le voir, de la suppuration de parties molles plus ou moins rapprochées de cette région, il n'y a pas un grand inconvénient à les confondre avec ceux qui se développent de prime abord dans la fosse lombaire, puisque leur traitement est le même, qu'il faut les ouvrir aussitôt qu'on les a reconnus. Mais il importe beaucoup de porter un diagnostic exact quand il s'agit des abcès ossifluents de la fosse lombaire que nous allons maintenant examiner.

*Abcès ossifluents de la fosse lombaire.* — On a regardé pendant quelque temps ces abcès comme formant, avec ceux qui succèdent aux calculs rénaux, à peu près toutes les collections purulentes des fosses lombaires. Mais c'était là une erreur résultant de ce que l'on prenait des abcès idiopathiques des fosses lombaires pour des abcès par congestion. Desault dit positivement que le pus provenant de la carie du corps des vertèbres du dos ou des lombes s'amasse plus particulièrement dans le tissu cellulaire des reins. Tout en regardant comme très-grave l'ouverture de ces sortes d'abcès, Desault ajoute qu'il y a des cas où ils guérissent par l'incision et en cite un exemple. « Une femme [1] de la ville d'Aubusson, dit-il, âgée de plus de cinquante ans, eut dans les reins un dépôt très-volumineux. Les douleurs atroces qu'elle éprouvait me firent craindre la gangrène et la carie des vertèbres. Aussitôt que je sentis la fluctuation, je fis l'ouverture de l'abcès; et cette femme jouit encore d'une parfaite santé. »

Il est inutile de dire qu'il ne s'agissait pas ici d'un

---

1. DESAULT. *Cours théoriq. et prat. de clin. ext.*, t. II, p. 13.

abcès ossifluent de la fosse lombaire, et ces abcès que
Desault regardait comme communs sont au contraire
extrêmement rares. Il nous a paru qu'il serait non-seulement intéressant, mais encore utile de préciser le degré
de variété des abcès ossifluents des fosses lombaires. Pour
cela nous avons pris au hasard, dans les différents traités
de pathologie externe et les publications périodiques, trente
observations d'abcès par congestion symptomatique de la
carie des vertèbres lombaires et des dernières dorsales. Sur
ces trente cas, dont nous donnerons plus tard une analyse
complète, dans un autre travail que nous préparons sur
les tumeurs des lombes, il n'y en eut que trois dans lesquels le pus, allant se déposer dans les fosses lombaires,
forma en arrière une tumeur purulente aux lombes. Et
encore dans l'une des observations, la tumeur purulente
des lombes n'apparut que tardivement après un autre abcès
symptomatique à l'aine, et dans la seconde il y avait, en
même temps que la tumeur lombaire, deux autres abcès
qui par leur présence ne laissaient aucun doute sur la nature de celui des lombes.

En réalité, sur ces trente cas, il n'y en eut qu'un seul
où la tumeur lombaire, se montrant isolément et sans
aucun signe pathognomonique, pouvait être prise, ce qui
arriva, pour un abcès simple. Il s'agissait dans cette observation d'un jeune soldat [1] de vingt-quatre ans dont
l'excellente constitution jointe à l'absence de douleur à la
pression sur les apophyses épineuses excluait, dans le
diagnostic de la tumeur des lombes dont il était atteint,
toute idée d'abcès par congestion. L'abcès fut donc ouvert
avec le bistouri, comme un abcès idiopathique; il s'en
échappa un pus qui parut de bonne nature, ce qui sembla
d'abord confirmer le diagnostic; mais la fièvre ne tarda

1. MAUTREYT. *Gazette médicale*, 5 août 1837.

pas à s'emparer du malade, et vingt-deux jours après l'ouverture de la tumeur il succombait dans le marasme. A l'autopsie, on constata que l'abcès des lombes avait pour point de départ la carie de la dernière vertèbre lombaire et d'une partie de la base du sacrum.

Suivant Bourjot Saint-Hilaire [1], le pus qui va former les abcès par congestion provenant de la colonne vertébrale suit toujours le trajet des nerfs rachidiens correspondant aux parties altérées. Comme la carie se montre souvent dans les quatre dernières vertèbres dorsales et la première lombaire, et que les nerfs qui correspondent à ces vertèbres se répandent, en partie ou en totalité, soit dans la fosse lombaire, soit dans l'épaisseur de ses parois, il en résulte, d'après la théorie que nous venons d'énoncer, que les abcès par congestion de la fosse lombaire devraient se rencontrer fréquemment. Mais l'observation nous démontre, ainsi que nous l'avons vu plus haut, que ces abcès sont, au contraire, extrêmement rares ; et si les assertions de Bourjot Saint-Hilaire sont quelquefois vraies, ce n'est pas assurément dans le cas qui nous occupe. Il y a plus : dans les rares observations d'abcès ossifluents de la fosse lombaire que nous avons recueillies, le pus n'était pas même fourni par les dernières vertèbres dorsales ou la première vertèbre lombaire ; il provenait des dernières vertèbres des lombes.

Les symptômes des abcès ossifluents des fosses lombaires sont les mêmes que ceux de ces sortes d'abcès en général, à part quelques légères différences provenant surtout du siége de la tumeur. L'abcès est précédé ordinairement, mais non toujours, de douleurs rachidiennes qui se montrent principalement à la partie inférieure de la colonne lom-

---

1. BOURJOT SAINT-HILAIRE. *Mémoire sur les abcès symptomatiques d'une portion du rachis.* (*Revue médicale*, nov. 1834).

baire. La tumeur, qui proémine en arrière aux lombes, est, dès le début, fluctuante dans toute son étendue, molle, indolente, sans changement de couleur à la peau ; elle est en partie réductible sous une pression lente et continue, par suite du refoulement du pus dans la partie profonde du foyer, et se reforme aussitôt que cesse la compression. Cette réductibilité partielle est plus manifeste lorsque le malade est couché sur le ventre ou sur le côté opposé à la tumeur, de manière à permettre au pus de refluer vers le lieu de son origine.

La tumeur, en général indolente, peut cependant être douloureuse et même revêtir les caractères d'un véritable abcès chaud ; mais c'est seulement lorsqu'il existe en même temps un autre abcès à l'aine ou dans la fosse iliaque qui s'est enflammée sous l'influence d'une ou de plusieurs ponctions, et dont l'état inflammatoire s'est propagé à la tumeur lombaire avec laquelle elle communique plus ou moins directement.

Jusqu'ici nous avons considéré les abcès ossifluents des lombes comme étant uniquement produits par une lésion vertébrale ; mais nous devons ajouter que Rayer a vu aussi la carie de l'os iliaque donner lieu à des collections purulentes de la fosse lombaire.

Étant en présence d'un abcès des fosses lombaires, il est très-important de reconnaître s'il est essentiel ou par congestion ; et, dans ce dernier cas, s'il provient de parties molles ou d'une altération osseuse. Ce diagnostic différentiel sera fait plus bas avec tout le soin qu'il mérite. Pour le moment, nous dirons seulement que l'existence d'une gibbosité lombaire, des douleurs anciennes spontanées ou à la pression sur le trajet des vertèbres des lombes ou de la crête iliaque, la constitution scrofuleuse du malade, le développement lent de la tumeur qui a été fluctuante dès le début sans être précédée d'induration des tissus, sa réduc tibilité plus ou moins grande, tels sont les signes qui, en constituant les principaux éléments du diagnostic, indiqueront que l'abcès a pour point de départ une altération de la colonne vertébrale. Toutefois, il ne faut pas oublier que tous ces signes, qu'il n'est pas toujours facile de bien apprécier, peuvent être quelquefois insuffisants pour asseoir solidement le diagnostic. On pourrait alors avoir recours à un moyen préconisé dans ces derniers temps par le docteur Rosenthal [1], et qui consiste à faire passer un courant électrique d'induction à travers la colonne lombaire, en plaçant les pôles au delà des limites de cette région. On provoquerait ainsi une irritation douloureuse qui se bornerait à la portion altérée des vertèbres et qui serait bien distincte de la sensation éprouvée dans les parties saines.

Le pronostic des abcès par congestion de la fosse lombaire est en général très-grave. Cependant, il l'est un peu moins quand l'abcès provient des parties molles circonvoisines, de la plèvre ou du poumon, et est subordonné d'ailleurs à la gravité de la lésion qui a donné naissance à l'abcès. Les abcès ossifluents ont été regardés pendant longtemps comme fatalement mortels. Aujourd'hui on possède des observations authentiques de guérison de ces abcès pour des régions autres, il est vrai, que celle qui nous occupe ; mais le mal ici, au lieu d'être plus grave, devrait l'être plutôt un peu moins, puisque le pus parcourt pour arriver à la fosse lombaire une étendue moins grande que pour se rendre dans les autres régions où il va habituellement proéminer.

Si l'abcès par congestion de la fosse lombaire provenait du poumon, de la plèvre ou d'autres parties molles, il faudrait en faire l'ouverture aussitôt qu'on l'aurait reconnu. Mais si l'on avait affaire à un abcès ossifluent de la fosse

---

1. *Union médicale*, 21 janv. 1868.

lombaire, provenant d'une altération du rachis ou de l'os iliaque, le traitement serait le même que celui de ces sortes d'abcès en général.

## Abcès primitifs et consécutifs de la fosse lombaire.

Nous ne reviendrons pas sur les considérations générales auxquelles donnent lieu les abcès primitifs et consécutifs de a fosse lombaire et que nous avons exposées plus haut; nous abordons immédiatement l'étude des causes de ces abcès.

ETIOLOGIE. — L'étude des causes des abcès de la fosse lombaire constitue un des points les plus intéressants de leur histoire. Ces causes sont très-nombreuses et souvent complexes. Pour les exposer avec ordre, nous les diviserons d'abord en *prédiposantes et occasionnelles*.

*A. Causes prédisposantes.* —Les causes prédisposantes sont relatives à l'*âge*, au *sexe* et à la *profession*, à la *constitution*.

Les abcès de la fosse lombaire se rencontrent principalement chez l'adulte, dans toute la force de l'*âge*, entre trente et quarante ans. Ainsi ayant examiné, au point de vue de l'âge, quatre-vingts observations, nous avons obtenu les résultats suivants :

```
40 malades avaient de 30 à 40 ans.
14     —       —    de 20 à 30 ans.
13     —       —    de 40 à 50 ans.
 3     —       —    de 50 à 60 ans.
 5     —       —    de 60 à 69 ans.
 4     —       —    de 10 à 20 ans.
 1 malade avait            9 ans.
___
80 malades.
```

On voit par ces chiffres que, dans la moitié des cas, les

malades avaient de trente à quarante ans, et que c'est bien dans l'âge moyen de la vie que ces abcès s'observent de beaucoup le plus fréquemment ; on voit aussi qu'ils sont rares chez les jeunes gens et très-rares chez les enfants, chez lesquels on ne les a pas observés au-dessous de l'âge de neuf ans. En recherchant l'influence que l'âge avait sur les abcès primitifs et consécutifs pris séparément, nous sommes arrivé sensiblement aux mêmes résultats.

Le *sexe* a aussi une influence marquée sur la production des abcès de la fosse lombaire. Sur 88 observations où le sexe a été indiqué, nous trouvons 58 hommes et 30 femmes, c'est-à-dire que ces abcès sont presque une fois plus communs chez l'homme que chez la femme. Les proportions ne changent point quand on envisage isolément les abcès primitifs et consécutifs de la fosse lombaire : chez quinze des trente femmes que nous venons de citer l'abcès était primitif, tandis qu'il était consécutif chez les quinze autres.

La *profession*, dans les différentes observations d'abcès de la fosse lombaire que l'on a publiées, n'a pas été toujours notée. Aussi, on ne saurait apprécier d'une manière positive l'influence de cette cause sur le développement des abcès de la fosse lombaire. Cependant nous avons remarqué comme y prédisposant particulièrement les professions qui exposent le plus à des refroidissements : telles sont celles de boulanger, de chauffeur de machines à vapeur. Nous-même, nous avons vu chez un ouvrier boulanger, à plusieurs années d'intervalle, deux abcès de la fosse lombaire.

Le *tempérament* et la *constitution* doivent nécessairement jouer un grand rôle dans la production des abcès qui nous occupent. Les tempéraments lymphatiques et scrofuleux, par cela seul qu'ils sont une cause de suppuration, prédisposeront à ces abcès comme à ceux des autres régions du corps. Il en sera de même de la constitution alors qu'elle est entachée des vices rhumatismal et goutteux. Ceux-ci donneront naissance à des phlegmasies et affections calculeuses des reins qui, à leur tour, deviendront des causes fréquentes d'abcès de la fosse lombaire. Nous verrons, en effet, plus bas, que ces abcès, d'après notre statistique, sont produits dans la moitié des cas environ par les maladies de l'organe sécréteur de l'urine.

*B. Causes occasionnelles.* — Les causes occasionnelles sont beaucoup plus nombreuses et plus importantes que les précédentes. Nous les diviserons en *générales* et *locales*.

**a.** *Causes générales.* — En tête des causes occasionnelles générales, nous placerons l'impression brusque du froid sur les corps en sueur, ou les *refroidissements*. Cette cause a été signalée dans plusieurs observations. Ainsi, Thomas Turner[1] rapporte qu'une dame, après une promenade à cheval, s'étant assise, pendant plusieurs heures, entre une porte et une fenêtre ouvertes, eut un phlegmon de la fosse lombaire auquel elle succomba. Ailleurs[2], c'est un maçon qui, ayant marché vite, par une matinée froide d'automne, pour se rendre à son atelier où il se dépouilla d'une partie de ses vêtements qu'il reprit bientôt à cause de l'impression vive de l'air extérieur, contracta un abcès de la fosse lombaire gauche. Ailleurs encore[3], c'est un chauffeur de chemin de fer qui est également atteint d'un abcès de la fosse lombaire gauche peu de temps après avoir embrassé cette nouvelle profession qui l'expose à des refroidissements répétés.

Dans certaines circonstances, surtout à la suite de fièvres graves, l'économie se trouve dans un état particulier qui fait que du pus se forme facilement dans différents points du

---

1. *Med. trans. publ. by the coll. of phys. in London,* vol. IV, p. 226.
2. BLAND. *Com. sur les aph. d'Hip. Biblioth. méd.,* t. LXIX, p. 80.
3. HALLÉ. *Loc. cit.,* p. 111.

corps. Il semble qu'il y ait dans ce cas une altération spéciale des humeurs ayant pour conséquence la formation d'abcès multiples. Sous l'influence de cet état qu'on appelle *diathèse purulente*, la suppuration pourra naturellement envahir tout aussi bien le tissu cellulo-adipeux de la fosse lombaire que celui des autres régions. En effet, on lit dans le *Journal médico-chirurgical d'Édimbourg*, t. XXVI, p. 106, une observation d'abcès de la fosse lombaire chez un matelot affecté de la maladie communément appelée *maladie des docks*, à Plymouth. Cette maladie est, d'après Butter, une fièvre qui aurait pour conséquence la formation du pus en diverses parties du tissu cellulaire. D'une autre part, M. le docteur Duplay, alors qu'il était interne à la Charité, dans le service de Pelletan, a observé un cas d'abcès de la fosse lombaire droite chez un malade convalescent de la fièvre typhoïde. Enfin M. Desruelles a constaté avec M. Destouches l'existence d'un abcès de la fosse lombaire chez une femme âgée de soixante ans et qui venait d'avoir une pneumonie gangreneuse.

L'*état puerpéral*, qui, comme on sait, dispose à la formation du pus et qui en particulier est une cause fréquente d'abcès de la fosse iliaque, devait naturellement donner naissance aussi à la suppuration du tissu cellulaire de la fosse lombaire. A l'époque où M. Féron a publié sa thèse on ne connaissait aucun cas d'abcès de la fosse lombaire produit par l'état puerpéral ; aussi, n'a-t-il parlé de cette cause que pour constater qu'elle n'existait pas et établir qu'il y avait là une différence entre les abcès de la fosse lombaire et ceux de la fosse iliaque. Mais depuis, Trousseau a publié, dans sa *Clinique médicale de l'Hôtel-Dieu*, deux observations qui, en démontrant que les abcès de la fosse lombaire peuvent se développer sous l'influence de la puerpéralité, établissent une nouvelle analogie entre eux et ceux de la fosse iliaque.

**b**. *Causes locales.* — Elles sont *externes*, ou *traumatiques* et *internes* ou *spontanées*.

* *Causes externes ou traumatiques.* — Les causes externes ou traumatiques sont d'abord les *plaies pénétrantes de la fosse lombaire*, soit par un instrument piquant, tel qu'une épée ou une lance, soit par armes à feu, plaies qui ont amené l'inflammation et la suppuration du tissu cellulaire de cette région. J'ai vu, chez un soldat, un abcès de la fosse lombaire gauche produit par une balle qui s'était logée dans cette région en y pénétrant dans le voisinage de l'épine iliaque antéro-supérieure.

Le plus souvent l'abcès est déterminé par une violente *contusion* du flanc ou de la région lombaire. Ainsi, dans l'observation de Bell, c'est un soldat qui s'est heurté violemment le flanc droit contre un poteau. Dans une autre observation qui appartient à M. Bergounhioux[1], de Clermont, c'est un cultivateur qui tombe du haut d'un noyer sur l'extrémité d'une hotte laissée au pied de l'arbre. Dans une troisième observation[2] publiée par M. Bienfait, de Reims, c'est une nourrice qui tombe du haut de huit marches d'escalier sur le bord d'un seau. Enfin, dans un cas rapporté par M. de Haen et mentionné par Rayer[3], la contusion lombaire, cause de l'abcès, a été produite chez un enfant par un coup sur les lombes.

D'autres fois, l'abcès de la fosse lombaire a été le résultat d'un *effort*. C'est ce qui arriva chez un ouvrier carrier[4] entré à l'hôpital Lariboisière, dans le service de M. Tardieu, pour une tumeur purulente des lombes du côté gauche. Douze jours auparavant, cet homme, en faisant

1. FÉRON. *Loc. cit.*, p. 27.
2. J. BIENFAIT. *Gaz. hebdom,*, ann. 1856, p. 19.
3. RAYER. *Loc. cit.*, vol. III, p. 261.
4. HALLÉ. *Loc. cit.*, p. 19.

un violent effort pour soulever un lourd fardeau, avait ressenti dans la région lombaire gauche une vive douleur qui marque le début de la maladie.

On a cité parmi les causes pouvant donner naissance aux abcès de la fosse lombaire, les *marches forcées*, les *longues courses à cheval*, et, en un mot, tous les *exercices un peu violents* qui peuvent imprimer des secousses et des mouvements répétés aux lombes. On comprend que ces causes puissent déterminer, par l'ébranlement qu'ils produisent, l'inflammation et la suppuration du tissu cellulaire de la fosse lombaire. Mais on ne cite pas d'observations probantes de leur influence. La malade de Thomas Turner, qu'on mentionne comme preuve à l'appui de l'équitation, avait fait, il est vrai, une promenade à cheval, mais immédiatement après elle s'était exposée à un refroidissement que l'on doit considérer comme la véritable cause de son phlegmon lombaire. Toutefois, nous trouvons dans la *Clinique médicale de Trousseau* une observation dans laquelle on ne saurait nier l'influence d'une marche forcée, il s'agit d'un homme de trente-cinq ans qui eut un abcès de la fosse lombaire gauche à la suite d'une partie de chasse où la marche avait été poussée jusqu'à la fatigue ; il fut impossible de trouver, dans ce cas, une autre cause à l'abcès.

D'autres fois le traumatisme qui a produit l'abcès de la fosse lombaire est bien différent de celui que nous avons examiné jusqu'ici. Il est, dans les cas dont nous voulons parler, un effet de l'art et résulte d'opérations chirurgicales pratiquées sur un organe plus ou moins éloigné de la fosse lombaire. Tantôt, c'est à la suite de la *castration* [1], le cordon ayant été lié en masse, que s'est développé l'abcès de la fosse lombaire, comme l'a observé Chopart ; tantôt,

1. CHOPART. *Traité des Maladies des voies urinaires*, p. 33.

d'après une observation de Trousseau [1], c'est l'opération de la *lithotritie* pratiquée par Civiale lui-même qui lui a donné naissance : enfin, dans une autre observation, qu'on pourra lire dans la thèse de M. Hallé, son apparition n'a pu être rattachée qu'à la *dilatation par des bougies du canal de l'urèthre* atteint de rétrécissements. Quel a été le mode d'action de ces différentes causes ? Faut-il voir dans ces faits un simple phénomène de sympathie, de retentissement nerveux, c'est-à-dire que l'irritation de la partie retentit sur la fosse lombaire pour y produire une douleur qui sera le point de départ d'une inflammation et d'un abcès ? Trousseau l'admet, et pense que ce qui se passe ici est tout à fait analogue à ce qui a lieu dans la blennorrhagie, où l'on voit souvent l'irritation uréthrale retentir sur les articulations et donner lieu à l'arthrite blennorrhagique. Malgré l'autorité de Trousseau et le respect qu'elle nous inspire, nous ne saurions partager complétement cette opinion. Nous pensons que la formation de ces abcès, qui sont le résultat d'un traumatisme opératoire, s'explique d'une manière toute naturelle par l'inflammation qui se propage du théâtre de l'opération au tissu cellulo-adipeux de la fosse lombaire dans lequel, trouvant un aliment à son développement, elle se fixe et se termine par suppuration, tandis qu'elle s'éteint rapidement dans les organes qui ont servi de conducteurs.

Toutes les causes occasionnelles que nous venons de passer en revue, sans même en excepter les dernières dont les différences sont trop légères pour qu'on les place ailleurs, produisent les *abcès primitifs de la fosse lombaire* en agissant de prime abord dans le tissu cellulo-adipeux de cette région. L'apparition de ces abcès primitifs s'explique le plus souvent par ces différentes causes ; mais, il

1. TROUSSEAU. *Loc. cit.*, p. 709.

est des cas où la maladie éclate d'une manière spontanée, sans qu'on puisse en trouver la cause qui ici, pour d'autres affections, demeure quelquefois impénétrable.

Les causes que nous allons maintenant étudier donnent lieu aux *abcès consécutifs de la fosse lombaire*.

★★ *Causes internes ou spontanées*. — Ces causes comprennent plusieurs catégories, ce sont : *les affections des reins, les affections des côlons* et *les affections vermineuses*.

Avant d'exposer l'influence des causes qui proviennent de ces différentes maladies, nous rappellerons que les abcès de la fosse lombaire peuvent quelquefois être produits par une affection des organes voisins de cette région. Ainsi Trousseau rapporte, dans sa *Clinique médicale*, qu'une vieille dame, sujette à des coliques hépatiques, qu'il soignait avec M. Millard, eut un abcès de la fosse lombaire droite à la suite d'une colique plus violente que les autres, et qui avait déterminé tous les symptômes d'une hépatite. Dans un autre cas, dont Trousseau donne également l'observation, l'abcès de la fosse lombaire survint chez une dame atteinte depuis deux ans d'une grande irritabilité de la vessie. Nous donnons à ces deux faits l'interprétation que nous avons admise plus haut pour les abcès qui sont occasionnés par un traumatisme chirurgical, c'est-à-dire que nous les considérons comme le résultat d'une inflammation propagée. Toutefois Trousseau pense qu'ils peuvent s'expliquer, le dernier au moins, par le phénomène *douleur* qui peut être cause à elle seule des fluxions inflammatoires, comme cela a lieu quelquefois dans les névralgies sus-orbitaire et dentaire, et qui ici irait retentir sympathiquement sur l'élément nerveux de la fosse lombaire pour produire ensuite l'inflammation et la suppuration de son tissu cellulo-adipeux.

1. *Causes provenant des affections du rein.* — Les affections des reins qui peuvent donner naissance aux abcès de la fosse lombaire sont les unes exemptes de calculs, les autres calculeuses.

Les affections non calculeuses du rein qui agissent comme causes des abcès lombaires sont la *néphrite*, la *pyélite* et la *pyélo-néphrite aiguës* ou *chroniques*, les *tumeurs* et *cancers du rein*, l'*atrophie du rein*, en un mot toutes les altérations du rein qui ne se lient pas à des calculs rénaux.

L'influence de la *néphrite aiguë* dans la production d'un abcès de la fosse lombaire passe souvent inaperçue. La néphrite se terminant en effet le plus souvent par résolution, ses symptômes se trouvent masqués par ceux de l'inflammation du tissu cellulo-adipeux circonvoisin qui lui, au contraire, a la plus grande tendance à suppurer, et la phlegmasie rénale, cause de l'abcès de la fosse lombaire, a déjà disparu que celui-ci est à peine formé.

Il en est de même de la *pyélite* et de la *pyélo-néphrite*, à moins que ces phlegmasies ne se terminent par suppuration. Dans ce dernier cas, la nature purulente de l'urine viendra montrer l'existence de cette cause. Hippeau, dans le onzième volume du *Recueil périodique de la Société médicale de Paris*, en a publié un bel exemple chez un enfant de treize ans.

On trouve dans le *Traité des maladies des reins de Rayer* [1] l'observation d'un abcès de la fosse lombaire droite causé, chez une femme de soixante-cinq ans, par une *tumeur du rein*. Après la guérison de l'abcès on pouvait parfaitement sentir, par la palpation en avant, dans le flanc droit, la tumeur rénale qui était restée aussi volumineuse qu'au premier jour.

1. T. III, p. 264.

On comprend qu'il n'est pas toujours facile de reconnaître sur le vivant l'influence d'une semblable cause, de même que celle des phlegmasies chroniques, des dégénérescences cancéreuses et de toutes les autres altérations du rein. Ces sortes de causes n'ont pu le plus souvent être constatées que par les autopsies cadavériques. C'est en effet par l'ouverture des cadavres qu'on constata qu'un abcès de [1] la fosse lombaire avait été produit par une phlegmasie chronique du rein qui avait déterminé l'*atrophie* de l'organe ; que, dans un cas observé [2] par M. Cornil, dans le service de M. Lailler, à l'hôpital Beaujon, l'abcès reconnaissait pour cause un *cancer du rein ;* qu'enfin dans un autre communiqué à M. Hallé par le docteur Lancereaux, la lésion rénale, cause de l'abcès lombaire, était superficielle et consistait dans de *petits kystes et de petits foyers purulents* situés à la surface du rein.

On sait qu'Hippocrate et les médecins de son temps regardaient les inflammations et suppurations des reins comme formant toutes les causes des abcès des lombes.

Cependant, ces causes sont loin d'être les plus fréquentes. Car, pour ne parler que des abcès consécutifs à toutes les affections du rein, nous trouvons que sur trente-huit observations de ces abcès, quinze seulement étaient produits par les affections rénales que nous venons d'examiner ; les vingt-trois autres reconnaissaient pour causes des calculs rénaux.

Les *calculs rénaux* sont donc des causes fréquentes d'abcès de la fosse lombaire. Ces calculs agissent de plusieurs manières. D'abord, ils peuvent déterminer par leur présence dans le rein une simple néphrite qui se propage au tissu cellulo-adipeux de la fosse lombaire et en produit

---

1. ANDRAL. *Clinique médicale,* 2ᵉ édit., t. IV, p. 188.
2. HALLÉ. *Loc. cit.,* p. 92.

la suppuration. Nous allons en donner un exemple. Un col-porteur [1], qui avait éprouvé déjà plusieurs attaques de gravelle, entra à l'hôpital d'Angers avec tous les symptô-mes d'une néphrite calculeuse. Bientôt il se forma aux lombes, du côté affecté, une tumeur purulente que Thouet ouvrit, et qui ne donna issue à aucun calcul. Vingt-cinq jours après l'ouverture de l'abcès, la plaie était complète-ment guérie, et le malade, qui se trouvait très-bien, sortit de l'hôpital.

D'autres fois, les calculs rénaux, situés dans le bassinet, à l'entrée de l'uretère qu'ils obstruent, donnent lieu à une pyélo-néphrite, et l'inflammation, toujours par continuité de tissu, se propage à la capsule adipeuse et au tissu cel-lulaire ambiant. C'est ce qui arriva chez une femme, dont l'observation [2] a été communiquée à la *Société anatomi-que* par M. Legentil. La malade étant morte, on trouva à l'autopsie, dans les calices qui étaient remplis de pus un grand nombre de petits grains calculeux, et, en outre, dans le bassinet, un calcul assez volumineux qui obstruait l'en-trée de l'uretère.

Le plus souvent, le calcul arrêté dans le bassinet ou à l'origine de l'uretère ulcère et perfore l'un ou l'autre de ces conduits, de manière que l'urine, passant par la perfo-ration, s'infiltre dans le tissu cellulo-adipeux de la fosse lombaire et donne lieu à un *abcès urineux*. Dans une ob-servation de ce genre d'abcès, recueillie à l'Hôtel-Dieu, dans le service de M. Guéneau de Mussy et consignée dans la thèse de M. Hallé, la malade ayant succombé, on trouva, à l'ouverture du cadavre, que le calcul qui avait été la cause de tous les accidents était assez gros, trian-

1. THODET. *Dissert. sur les calculs des reins et de la néphrite calcu-leuse*, p. 13.
2. LEGENTIL. *Bulletins de la Société anatomique*, année 1845, p. 267.

gulaire et irrégulier ; qu'il s'était arrêté dans l'uretère qu'il obstruait complétement à 3 ou 4 centimètres de son origine et qu'il avait déterminé la perforation du conduit de l'urine.

2. *Causes provenant des affections des côlons.* — Les perforations sont les seules lésions des côlons qui soient admises comme pouvant donner naissance à des abcès des fosses lombaires. Mais nous croyons que l'*inflammation du côlon,* par la propagation de la phlegmasie au tissu cellulaire de la fosse lombaire, que l'*engouement du côlon* par des matières fécales dans certaines constipations opiniâtres, à cause surtout des troubles qu'il suscite dans la circulation locale, peuvent être quelquefois des causes d'abcès lombaires. Assurément ces causes sont ici beaucoup plus rares que dans les abcès de la fosse iliaque ; mais elles n'en existent pas moins, et c'est là encore un nouveau trait de ressemblance entre les abcès des fosses iliaque et lombaire. Il est probable que plus d'un abcès des lombes, décoré du nom d'abcès périnéphrique primitif, n'a dû son existence qu'à cette cause. Je suis convaincu que lorsque l'attention des praticiens sera tournée sur ce point de la pathologie des abcès des fosses lombaires, on ne tardera pas à reconnaître l'influence de cette cause sur le développement de ces abcès et que l'on en publiera des observations probantes.

On connaît un assez grand nombre de cas d'abcès des fosses lombaires occasionnés par des perforations des côlons, du côlon ascendant à droite, du côlon descendant à gauche. Ces perforations, qui sont produites par l'ulcération spontanée du côlon ou par des corps étrangers venant du dehors, donnent passage aux gaz intestinaux et aux matières fécales et constituent des *abcès stercoraux.*

Les observations de *perforation spontanée* sont rares.

Nous en rapporterons d'abord une qui est empruntée à Hufeland. Un homme[1] âgé de quarante ans, sujet à la constipation et ayant une hernie, fut atteint, après divers accidents, d'un abcès dans la région lombaire gauche. Cet abcès ayant été incisé, il s'en écoula douze onces de pus fétide. Plus tard, il sortit de l'air par la plaie, et toujours, après une sorte de gargouillement dans le ventre. Après être restée longtemps fistuleuse, la plaie se cicatrisa.

On trouve dans la thèse de M. Hallé, page 98, un autre exemple d'abcès stercoral lombaire dans lequel la perforation du côlon a été la conséquence d'une perforation spontanée. Cette observation est citée comme un exemple d'abcès périnéphrique ouvert dans le côlon; mais il suffit de la lire pour voir qu'il ne s'agit que d'un abcès de la fosse lombaire droite produit par une perforation du côlon ascendant.

Les observations de *perforation des côlons produites par des corps étrangers* venant du dehors et ayant donné naissance à des abcès des fosses lombaires sont beaucoup plus nombreuses. Ces corps étrangers, très-variés, ont été avalés le plus souvent par inadvertance ou en même temps que les aliments, et ont traversé tout l'intestin grêle pour aller s'arrêter dans l'un des côlons lombaires qu'ils ont irrité et perforé. Dans un cas mentionné par Hufeland[2], c'est une épingle, avalée par mégarde, qui en perforant le côlon ascendant détermina la formation d'un vaste abcès de la fosse lombaire droite. On trouve dans un mémoire d'Hévin[3] toute une série d'abcès des lombes produits par différents objets avalés. Ici, c'est un homme à qui Borrichius retira en plusieurs fois et par différents abcès

1. Huteland's. *Journ. der praktischen Heilkunde*. Bd. 2, s. 286.
2. *Loc. cit.*
3. *Mémoires de l'Académie de chirurgie*, vol. I, p. 420 et suiv.

qui se formèrent à la partie postérieure des lombes, près de l'os sacrum, *plusieurs vertèbres de poisson* que cet homme avait avalées fort longtemps auparavant. Là c'est une *mâchoire de poisson* qui alla former, quelque temps après avoir été avalée, à la partie postérieure et inférieure des lombes, un abcès qui avait été précédé de vives douleurs dans tout le trajet du canal intestinal. Plus loin, ce sont *trois morceaux de fer* aigus et de figure irrégulière qui, avalés par un homme furieux, sortirent par un abcès qui survint dix mois après aux lombes. Plus loin encore, c'est un pauvre vigneron des environs de Paris, dont la raison était entièrement troublée et qui, après bien d'autres extravagances avala un *couteau de poche avec sa gaîne;* ce couteau sortit au bout de quelques mois par un abcès qui se fit à côté des vertèbres des lombes ; la gaîne s'était pourrie, et le couteau, qui se présentait la pointe la première, perça l'abcès pendant que cet homme était courbé, labourant la terre. Enfin, la dernière observation est celle d'un paysan qui eut une énorme tumeur à la région lombaire droite, dont l'ouverture donna issue en même temps qu'à du pus à une quantité considérable de matières stercorales et à une *arète de poisson* de la longueur du doigt, que le malade se souvint avoir avalée la veille du jour où sa maladie avait commencé.

3. *Causes provenant d'affections vermineuses.* — Les *vers* peuvent aussi, quoique rarement il est vrai, donner lieu à des abcès de la fosse lombaire. Les observations qu'on en possède sont surtout relatives à des *kystes hydatiques* du rein, ou développés dans le tissu cellulo-adipeux de la fosse lombaire. Les hydatides du rein ne sont pas très-rares; mais le plus souvent ces vers vésiculaires se formant dans le voisinage des calices, ou dans les calices eux-mêmes, le bassinet et l'uretère, sont expulsés au de-

hors avec l'urine par le canal de l'urèthre. Cependant, il arrive qu'ils se portent du côté de la fosse lombaire et souvent alors ils s'enflamment et forment des *abcès hydatiques* qui se comportent absolument comme les abcès lombaires. On comprend du reste que les hydatides du rein, par le fait seul de leur présence dans cet organe et de l'irritation chronique qu'ils y entretiennent, puissent devenir le point de départ d'abcès de la fosse lombaire.

Quand le kyste hydatique s'est formé, dès le principe, dans le tissu cellulo-adipeux de la fosse lombaire, il pourra de même s'enflammer et suppurer et produire en même temps l'inflammation et la suppuration du tissu cellulaire qui l'entoure. C'est ce qui arriva chez un homme [1] de soixante-huit ans, portant un large abcès dans la région lombaire gauche qui s'ouvrit spontanément, après avoir causé pendant un mois environ une grande gêne et de vives douleurs. Il en sortit avec une énorme quantité de pus de bonne qualité un nombre considérable d'hydatides et, un mois environ après l'ouverture de l'abcès, il était complétement guéri.

Nous trouvons, dans la thèse de M. Féron, une autre observation d'abcès de la fosse lombaire produit par des hydatides, qui a été recueillie, à l'hôpital Saint-Louis, dans le service du professeur Denonvilliers. Le sujet de cette observation est un homme d'une trentaine d'années qui, après avoir ressenti, pendant un peu plus de trois semaines seulement, des douleurs dans le lombe droit, eut un abcès dans cette région, en dehors de la masse commune des muscles sacro-lombaire et long dorsal. Denonvilliers ouvrit l'abcès par une longue incision longitudinale, et il s'en écoula du pus franchement phlegmoneux contenant une grande quantité de vésicules d'hydatides .

1. Farradesche-Chaurasse. *Bibliot. médic.*, année 1814, p. 111.

affaissées et flétries. Les jours suivants, du pus mélangé d'hydatides sortit encore par la plaie qui ne fut complétement cicatrisée qu'au bout de près de trois mois.

Les vers vésiculaires ne sont pas les seuls qui puissent produire des abcès de la fosse lombaire. Un entozoaire du groupe des *nématodes*, le *strongle géant* (*Strongylus gigas*, Rud.), peut dans des cas, il est vrai, tout à fait exceptionnels, en être aussi une cause. On a mentionné encore comme pouvant donner lieu à ces abcès le *spiroptère de l'homme* (*Spiroptera hominis*, Rud.) et le *Dactylius aculeatus* de Curling; mais l'existence de ces derniers entozoaires est sinon fictive tout au moins fort douteuse. D'ailleurs, on ne les a jamais rencontrés dans l'organe rénal lui-même, mais seulement dans l'urine. Il n'en est pas de même du *strongle géant* que l'on trouve assez communément dans le rein du chien et que l'on a observé d'une manière positive dans le rein de l'homme, bien qu'il y soit extrêmement rare.

La présence du strongle géant dans le rein amène la destruction du parenchyme rénal et détermine tous les accidents que provoquent les calculs rénaux. Il peut donc, comme ces derniers, être le point de départ d'abcès de la fosse lombaire. Moublet, chirurgien de l'hôpital de Tarascon, a publié en 1758, dans le IX° volume du *Journal de médecine et de chirurgie*, une observation d'abcès des lombes, chez un enfant de neuf ans, produit par des vers qui ne pouvaient être que des strongles géants. L'abcès qui était situé à droite avait été ouvert avec le bistouri et il en était sorti une grande quantité de pus mêlé de sang. Comme la plaie, au lieu de se cicatriser, demeura fistuleuse, on pensa à l'existence d'un calcul rénal, lorsqu'un jour on vit remuer un ver dans la fistule qui fut retiré vivant et bientôt suivi d'un autre qu'on retira également en vie; mais ce dernier était plus petit, il avait *quatre pouces* de longueur et était de la grosseur d'une plume. Deux jours plus tard, après des troubles dans la miction, il en est sorti deux autres également vivants, par l'urèthre, et en tout semblables à celui qui était sorti le premier par la fistule. Après l'expulsion de ces quatre vers, les fonctions urinaires se rétablirent rapidement et la fistule ne tarda pas à se cicatriser. L'enfant jouissait depuis cinq ans de la santé la plus parfaite, lorsque Moublet publia son observation.

Était-ce bien des strongles, ayant pris naissance dans le rein, qui sortirent de cet abcès? Rayer l'admet sans discussion et cite cette observation comme un exemple d'abcès lombaire produit par ce genre d'entozoaire. Mais Boyer pense que ces vers étaient des ascarides lombricoïdes qui, sortis de l'intestin par une perforation, avaient produit un abcès stercoral lombaire. Quant aux vers qui sortirent par l'urèthre, Boyer dit que ce n'étaient pas de véritables vers mais des *concrétions lymphatiques*. Sans entrer dans de plus longs détails qui nous entraîneraient trop loin, nous pensons qu'il n'est pas possible d'admettre que Moublet ait pris des concrétions membraniformes pour des vers vivants et qu'ainsi il est probable qu'il s'agissait, dans le fait qu'il rapporte, de strongles. Malgré cela, nous croyons parfaitement que des ascarides lombricoïdes peuvent se rencontrer dans des abcès stercoraux de la fosse lombaire comme cela a été observé plusieurs fois dans des abcès de la fosse iliaque. Ces sortes d'abcès vermineux lombaires ont même dû se présenter ; mais nous n'en connaissons pas d'observation.

Les différentes causes que nous venons de passer en revue n'ont pas toutes la même influence sur le développement des abcès de la fosse lombaire. Il était intéressant de rechercher, d'une manière générale, leur degré de fréquence.

Le dépouillement de quatre-vingt-douze observations, opéré dans ce but, nous a donné les résultats suivants :

Abcès primitifs de la fosse lombaire . . . . . . 41 — Par causes traumatiques. 9

(Causes traumatiques ou externes, causes générales). — Par causes générales. . . 32

Abcès consécutifs de la fosse lombaire . . . . . . 51

(Causes internes ou spontanées).

Causés par une affection du rein non calculeuse. . . . . . . . . . . 13

Causés par des calculs rénaux. . . . . . . . . . 24

Causés par une lésion des côlons. . . . . . . . 9

Causés par des vers. . 3

92 — 92

SYMPTOMATOLOGIE. — Les abcès de la fosse lombaire débutent, le plus souvent, immédiatement ou quelques jours après l'action de la cause qui les produit, par un *malaise général* et une *douleur dans les lombes.* Cette douleur, d'abord sourde et vague, est difficile à localiser; mais, avec de l'attention, on parvient à en fixer le siége dans la région lombaire. D'ailleurs, de légère et obtuse qu'elle était, elle ne tarde pas à devenir extrêmement violente et aiguë, de manière à arracher des cris et des plaintes continuels au malade dont les traits expriment l'angoisse et la souffrance. En même temps qu'elle augmente ainsi d'intensité, elle se circonscrit, et non-seulement alors le malade en précise le siége dans un côté des lombes, mais encore en dehors de la masse commune des muscles sacrolombaires. Cette douleur est profonde et spontanée, mais elle augmente à la pression et sous l'influence de la toux et des moindres mouvements du tronc. Par suite des progrès de l'inflammation, elle irradie assez souvent dans

l'aine et à la cuisse du côté correspondant où le plus petit
mouvement du membre suffit pour la provoquer. Aussi, le
malade instinctivement fléchit la cuisse sur le bassin et la
maintient immobile dans cette position. Une femme âgée
de trente-cinq ans, reçue à l'hôpital Lariboisière dans
le service de M. Chassaignac[1], présentait ce symptôme à
un degré si prononcé que le premier médecin qui lui
avait donné des soins avait cru, chose étrange, à une
luxation coxo-fémorale. Chez un de nos malades atteints
d'abcès de la fosse lombaire, la cuisse était également fléchie, et l'extension du membre, qui ne pouvait se faire
complétement, était des plus douloureuses. Nous aurions
pu croire, dans cette circonstance, à un psoïtis, si l'absence de douleur et de tuméfaction en avant, sur le trajet
du muscle psoas, et la marche ultérieure de la maladie
n'étaient venus nous démontrer la véritable nature de
l'affection.

La douleur est bientôt suivie de *fièvre ;* mais cette fièvre
ne se montre qu'à une heure fixe de la journée, le plus
souvent vers le soir, et est toujours précédée d'un gros
*frisson* après lequel viennent ordinairement un peu de
chaleur et une transpiration plus ou moins abondante. On
a ainsi comme des accès d'une fièvre périodique qui le
plus souvent affecte le type quotidien, et qui plus d'une
fois a été prise pour une véritable fièvre intermittente
qu'on a cherché à couper, mais en vain, avec le sulfate de
quinine. Cette erreur est d'autant plus facile à commettre
que ces frissons périodiques ne se montrent avec leur régularité qu'au début de la maladie, alors que la douleur,
n'étant pas encore bien localisée, peut être rapportée à la
rate, surtout dans les cas où l'abcès se forme dans la fosse
lombaire gauche. Nous regardons ce symptôme comme

1. HALLÉ. *Loc. cit.*, p. 74.

très-important, à cause de sa constance ; il se trouve en effet mentionné dans la plupart des observations un peu détaillées d'abcès de la fosse lombaire. Nous-même, nous l'avons observé deux fois sur trois cas d'abcès de cette région, et dans l'un d'eux, où l'affection se développait à gauche, il simulait tellement bien de véritables accès de fièvre intermittente qu'il était vraiment difficile d'éviter l'erreur.

Au bout de quelques jours les frissons perdent leur régularité, s'affaiblissent et disparaissent même, du moins pour quelque temps, tandis que la fièvre devient continue avec des paroxysmes vers le soir ; le pouls bat de 90 à 100 pulsations ; il y a de la céphalalgie, de l'inappétence ; la langue est sèche ; au moment des paroxysmes, il y a quelquefois des nausées et des vomissements ; les malades, ne pouvant prendre d'aliments, s'affaiblissent, et ont le plus souvent une constipation opiniâtre.

Du vingt au vingt-cinquième jour, les frissons qui étaient devenus faibles, irréguliers et avaient fini par disparaître, se montrent de nouveau et plus violents, tandis que la fièvre redouble et que la douleur, qui n'a rien perdu de son acuité, revêt un caractère franchement lancinant. Ces élancements dans la partie malade, ce redoublement de la fièvre et ces frissons sont l'indice de la formation du pus et doivent faire porter toute l'attention du chirurgien sur la région lombaire. En effet, cette région, qui n'a présenté jusqu'ici que de la douleur, va devenir le siége de nouveaux symptômes qui sont tout à fait pathognomoniques. On voit d'abord apparaître, en dehors de la masse commune des muscles sacro-lombaires, une légère *tuméfaction* mal limitée, qui s'accroît progressivement ; l'échancrure ilio-costale diminue et finit par disparaître ; il n'est pas encore possible à cette époque de percevoir la fluctuation ; par le toucher on constate seulement une sorte d'*empâtement* de toute la partie tuméfiée. Si l'on palpe en avant la paroi abdominale, dans la partie du flanc qui correspond à la fosse lombaire malade, tantôt on ne distingue rien, tantôt on perçoit une partie dure, résistante, saillante, qui correspond à la fosse lombaire. On peut comprendre, dans ce dernier cas, la tumeur entre les deux mains placées, l'une en avant et l'autre en arrière, et, si elle siége à droite, on constate par son immobilité qu'elle est indépendante du foie qui s'élève et s'abaisse à chaque mouvement d'inspiration et d'expiration.

La *tumeur des lombes* se dessine de plus en plus, se ramollit et devient bientôt le siége d'une *fluctuation* évidente. D'autres fois, la fluctuation tarde encore ; mais la peau qui recouvre la tumeur devient œdémateuse ; elle conserve l'impression du doigt appliqué sur elle. Cet *œdème*, joint aux autres symptômes que nous avons mentionnés, au redoublement de la fièvre, aux frissons multiples, à la douleur lancinante, indique d'une manière positive l'existence du pus, et si l'on ne peut percevoir le flot du liquide, c'est qu'il est encore trop profondément situé. Cependant, au point où en sont les choses, on ne peut tarder, avec une main un peu exercée, à sentir la fluctuation qui, quoique profonde, devient manifeste. Mais la palpation est fort douloureuse pour le malade qui s'y dérobe involontairement. Pour l'employer avec succès, il est nécessaire de faire coucher le sujet sur le ventre, ou bien, après l'avoir fait lever, de lui faire fléchir le tronc ; dans cette position l'abcès bombera, et les deux mains, appliquées à plat sur la tumeur, déprimeront alternativement les parties molles en imprimant à chaque pression une assez forte secousse : on sentira alors un flot de liquide se mouvoir profondément au-dessous des plans musculaires de la région.

Le pus, une fois réuni en foyer, tend ordinairement à

se faire jour à l'extérieur. La tumeur qui le contient, bombe et proémine de plus en plus, la peau qui la recouvre s'amincit, se colore d'une teinte légèrement rougeâtre et finit par se perforer. Mais souvent aussi l'enveloppe cutanée, à cause de la grande résistance qu'elle présente dans cette région, offre au pus une barrière qu'il ne peut franchir, et le liquide purulent se porte alors à l'intérieur du côté de la fosse iliaque ou du petit bassin, ou s'épanche dans un des organes de la poitrine ou de l'abdomen. Il importe donc, comme nous le dirons plus bas, afin d'éviter ces complications, de faire l'ouverture de l'abcès le plus promptement possible, aussitôt qu'on aura pu constater l'existence de la fluctuation.

Que la tumeur se soit ouverte spontanément ou qu'elle l'ait été par la main du chirurgien, le pus qui en sort est phlegmoneux, de bonne nature ; mais il offre souvent une *odeur extrêmement fétide*. Cette fétidité est quelquefois telle, qu'on pourrait croire que ces abcès communiquent avec la cavité du côlon, si l'on ne savait par expérience que le pus voisin des abcès de cet intestin a quelquefois une odeur analogue à celui des abcès stercoraux. La quantité du pus fourni par les abcès de la fosse lombaire est ordinairement très-grande : elle varie de 500 grammes à un ou deux et même trois litres. Une fois le pus évacué, la tumeur s'affaisse, le malade éprouve un grand soulagement, la fièvre tombe et disparaît complétement, les mouvements du tronc et du membre inférieur deviennent possibles. Pendant quelques jours, le foyer incisé fournit encore de grandes quantités de pus ; mais l'écoulement purulent diminue chaque jour. En même temps, l'appétit renaît, les forces reviennent, et si le sujet est vigoureux et d'une bonne constitution, il peut être complétement guéri au bout d'un mois ou six semaines.

Malheureusement, les choses ne se passent pas toujours

ainsi. Il arrive quelquefois, après un soulagement momentané qui suit la sortie du pus, que le malade redevient languissant, que l'inappétence persiste, et que le pus qui s'écoule de la plaie devient séreux et de mauvaise nature. Le malade a des frissons, un mouvement fébrile continu avec exacerbation le soir et des sueurs nocturnes ; il maigrit de plus en plus et meurt dans le marasme, le plus souvent en conservant l'intégrité de son intelligence.

Nous avons dit que les abcès de la fosse lombaire débutaient quelques heures ou quelques jours après l'action des causes qui leur donnent naissance. Mais il arrive quelquefois qu'ils apparaissent beaucoup plus tard, non-seulement des mois, mais même des années après la cause à laquelle on les fait remonter. Chez une femme[1] d'une quarantaine d'années, dont l'observation a été communiquée à M. Hallé par M. Guéneau de Mussy, l'abcès survint huit mois après un coup violent sur le flanc droit. Dans le cas de de Haen, déjà mentionné, c'est un enfant qui avait reçu un coup sur les reins à dix ans, et chez lequel l'abcès ne se montra qu'à seize ans. Enfin, dans une observation de M. Chassaignac, qui se trouve dans la thèse de M. Féron, l'abcès eut lieu, chez un entrepreneur des pompes funèbres de Paris, huit à neuf ans après une chute sur le côté dans un escalier. On explique la formation de l'abcès dans ces circonstances et son apparition tardive par une inflammation chronique du tissu cellulo-adipeux de la fosse lombaire, demeurée à l'état latent et que la moindre cause, un refroidissement ou une fatigue, suffit pour réveiller. Sans nier complétement l'influence de cette cause antérieure si éloignée, il nous paraît difficile de l'admettre quand, pendant ce long intervalle de temps, aucun symptôme n'est venu en révéler l'existence.

1. HALLÉ. *Loc. cit.*, p. 27.

Tel est le tableau, rapidement ébauché, des symptômes des abcès de la fosse lombaire. Dans cette ébauche, nous avons eu spécialement en vue les *abcès primitifs*. Mais les *abcès consécutifs* présentent, sous le rapport des symptômes, des différences que nous devons maintenant signaler.

Si l'abcès de la fosse lombaire est consécutif à une affection du rein, sans calcul, si c'est une *pyélo-néphrite terminée par suppuration* qui l'a produit, les symptômes généraux auront une plus grande acuité, le pouls aura plus de développement, les urines seront rendues en moins grande quantité et surtout contiendront un peu de sang et du pus. La présence du sang dans l'urine a quelquefois lieu aussi dans les abcès primitifs ; mais cela n'arrive que lorsqu'ils succèdent à une violente contusion des lombes ou des flancs, et seulement dans les premiers jours qui suivent l'accident. Si c'est une *néphrite chronique* ou un *cancer du rein* qui a déterminé l'abcès, le malade aura ressenti depuis longtemps des douleurs lombaires, les urines contiendront du pus et principalement du sang, et il y aura [eu même de véritables hématuries. Chez le malade atteint de cancer du rein dont nous avons parlé, et dont l'observation a été recueillie par M. Cornil, l'abcès de la fosse lombaire avait été précédé pendant quatre ans de douleurs dans le lombe droit accompagnées, à quinze reprises différentes, d'hématuries durant une huitaine de jours. Dans le cas d'Andral, qui nous est également connu, l'abcès était survenu après dix-huit mois de douleurs rénales. Ces douleurs, causées par l'affection du rein, masquent le début véritable de l'abcès, d'autant plus que celui-ci a le plus souvent, dans ces circonstances, une marche chronique.

Lorsque l'abcès est la conséquence de *calculs rénaux*, il a été précédé d'attaques de colique nephrétique, et c'est le plus souvent à la suite d'une attaque plus violente que se produit l'inflammation et la suppuration de la fosse lombaire. Il y a en outre dans l'urine du sang et souvent du pus, les calculs déterminant dans la plupart des cas une pyélite calculeuse ; enfin il existe des troubles dans la sécrétion urinaire, de la dysurie et une douleur sur le trajet de l'uretère qui retentit ordinairement dans le testicule correspondant que l'on trouve rétracté et appliqué contre l'anneau. Le calcul a-t-il produit la *perforation du rein*, du *bassinet* ou du *commencement de l'uretère*, ce sera l'urine qui, en s'épanchant dans le tissu cellulaire de la fosse lombaire, deviendra alors le point de départ de l'abcès, et celui-ci donnera issue, lorsqu'il sera ouvert, à un pus séreux, mal lié, mélangé d'une plus ou moins grande quantité d'urine. On a dit que, dans ce cas, l'abcès était surtout caractérisé par l'*odeur urineuse* du pus, mais ce signe est loin d'être fréquent ; cette odeur, en effet, est le plus souvent masquée par celle que lui communique le voisinage du côlon, de manière que la fétidité du pus ressemble plutôt, si l'on veut un terme de comparaison, à celle du pus provenant d'abcès stercoraux de la marge de l'anus, qu'à celle du pus des abcès urineux du périnée, par exemple.

Lorsque l'abcès de la fosse lombaire est causé par une *inflammation* ou une *perforation d'un des côlons*, il y a eu des troubles intestinaux, des coliques qui se montrent surtout sur le trajet du gros intestin, quelquefois de la diarrhée, mais le plus souvent une constipation opiniâtre, et l'ouverture de l'abcès donne issue, dans le cas de perforation, à un pus mélangé de sucs intestinaux, de matières fécales et de gaz fétides dont la sortie est souvent précédée de gargouillements.

Enfin lorsqu'on a affaire à un *abcès vermineux de la fosse lombaire*, l'urine qui est rendue par le canal de l'urèthre pourra, si l'abcès est produit par des *hydatides* du rein, contenir de ces vers vésiculaires. Le kyste kydatique s'est-il primitivement développé dans le tissu cellulo-adipeux de la fosse lombaire, les symptômes seront absolument les mêmes le plus souvent que ceux des abcès primitifs. Si c'est le *strongle géant* qui est le point de départ de la lésion rénale et de l'abcès qui en est la conséquence, il y aura des hématuries et l'on pourra trouver dans l'urine, indépendamment du pus, des œufs de cet entozoaire. Ces œufs sont ovoïdes, brunâtres, longs de sept à huit centièmes de millim., larges de quatre centièmes de millim.; leur coque est épaissie aux deux extrémités.

En résumé, les symptômes les plus importants des abcès de la fosse lombaire sont : la *douleur locale*, la *fièvre* avec les *frissons périodiques*, la *courbature générale*, mais surtout la *tumeur des lombes* qui, quelquefois seulement, fait en même temps saillie en avant dans le flanc correspondant. On a bien dit que c'était en arrière que venait proéminer le plus souvent le pus des abcès que nous décrivons. Mais l'on ne s'est pas assez appesanti sur ce signe, et il était utile, pour bien juger de son importance, de savoir dans quelle proportion il se rencontrait. Or, sur quatre-vingt-douze observations examinées à ce point de vue, dans quatre-vingt-cinq, l'abcès formait, en arrière aux lombes, une tumeur plus ou moins prononcée, et dans huit seulement il ne formait point de tumeur lombaire. Dans trois de ces huit cas, il n'y avait aucune tumeur et l'abcès de la fosse lombaire, pour deux d'entre eux, ne fut reconnu qu'à l'autopsie ; dans les quatrième, cinquième et sixième, il y avait tumeur en avant dans le flanc correspondant à l'abcès, mais la région lombaire ne présentait ni tuméfaction, ni œdème; dans le septième, rapporté par Rousset [1], la tumeur se forma entre l'aine et l'os des iles et donna issue à une pierre de la grosseur d'une fève. Enfin nous trouvons le

---

1 Rousset. *De partu cæsareo*, sect. II, chap. VII.

dernier exemple d'abcès de la fosse lombaire sans tumeur des lombes, dans une observation qui a été publiée par Robert Allan, en 1837, dans la *Gazette médicale*. La tumeur siégeait ici dans la fosse iliaque gauche et s'était montrée après des douleurs lombaires du même côté et des symptômes généraux. Elle fut plusieurs fois ponctionnée et donna issue à chaque fois à de l'urine mélangée de pus qui continua à s'écouler par l'une des piqûres restée fistuleuse. Le malade étant mort au bout de cinq mois environ, on trouva à l'autopsie une sorte de sac de la capacité d'un litre formé au dépens du tissu cellulaire de la fosse lombaire, et communiquant, d'une part, avec le rein altéré et fistuleux dont l'uretère était obstrué à son origine par un bouchon de lymphe plastique, et de l'autre avec la tumeur de la fosse iliaque.

On voit ainsi que quatre-vingt-quatre fois sur quatre-vingt-douze, c'est-à-dire dans les dix onzièmes des cas, les abcès de la fosse lombaire vont proéminer en arrière aux lombes. Dans ces quatre-vingt-quatre cas où l'abcès de la fosse lombaire formait tumeur en arrière, onze fois seulement on nota qu'il faisait saillie en même temps en avant, dans le flanc droit, ou pouvait au moins être senti par la palpation.

Les abcès de la fosse lombaire sont un peu plus fréquents à droite qu'à gauche. Sur cinquante-neuf cas où cette particularité a été notée, nous trouvons que vingt-six fois l'abcès était à gauche, trente-six fois à droite.

*Complications.* — Les abcès de la fosse lombaire se compliquent assez fréquemment de *pleurésie* et de *pneumonie*. Des exemples de ces complications ont été rapportés par Rayer [1] et MM. Demarquay [2], Desruelles [3], Cazalis,

1. RAYER. *Loc. cit.*, t. III, p. 264.
2. PARMENTIER. *Union médicale*, 4 sept. 1862.
3. *Compte rendu de la Société méd. du* IXe *arrond.*, 1860.

Bernutz [1] et Herrgott de Strasbourg [2]. Les deux malades de Rayer et de M. Herrgott guérirent, les trois autres succombèrent. Le malade de M. Cazalis, dont l'observation a été publiée en juin 1863 dans l'*Union médicale*, par M. Lemoine, n'est pas seulement une pneumonie à droite, mais encore un phlegmon diffus du tronc du côté droit où siégeait l'abcès. On a cherché à expliquer ces complications par l'influence d'un mauvais état général disposant aux inflammations. Si cette explication convient à quelques-uns de ces faits, il faut bien reconnaître aussi une part à la propagation de l'inflammation, puisque le plus souvent la complication thoracique s'est montrée du même côté de l'abcès.

Enfin notons seulement que, dans un cas communiqué à M. Hallé par M. Chassaignac, l'abcès de la fosse lombaire fut compliqué d'un *érysipèle de la face* qui, tout en retardant la guérison, ne l'empêcha pas cependant d'avoir lieu.

*Marche, durée, terminaison.* — Les abcès de la fosse lombaire ont, en général, une *marche aiguë*, et c'est cette forme que nous avons prise pour type dans la description des symptômes de la maladie. Mais il n'est pas rare non plus de voir ces abcès avoir une *marche chronique* et présenter tout le caractère des *abcès froids*. Dans ces circonstances, on les a pris souvent pour des abcès par congestion. Dupuytren lui-même n'a pas été à l'abri de cette erreur. Une femme âgée de quarane-six ans [3] entre à l'Hôtel-Dieu pour y être traitée d'un abcès qu'elle portait depuis huit mois dans la région lombaire droite. D'abord très-petite, la tumeur avait successivement acquis le volume des

---

1. ALMAGRO. *Rec. des trav. de la Soc. d'obs.*, 1861.
2. HERGOTT. *Union médic.*, 19 décemb. 1865.
3. *Abeille médicale*, nov. 1830, p. 265.

deux poings réunis. La situation de la tumeur, la marche qu'elle avait suivie dans son développement, et surtout les douleurs qu'elle éprouvait depuis longtemps dans la région de l'épine ont fait craindre pour un abccès par congestion ; aussi se contenta-t-on de le couvrir de cataplasmes, en attendant l'événement. Bientôt une ouverture spontanée s'établit ; elle donna issue à beaucoup de pus, et la malade sortit de l'hôpital complétement guérie trente-trois jours après y être entrée.

Boyer commit la même méprise. Une demoiselle de dix-neuf ans [1], après avoir éprouvé pendant quatre ou cinq mois des douleurs dans la région lombaire gauche, présenta dans la même région une tumeur qui augmenta insensiblement. Elle était indolente, sans chaleur, sans changement de couleur à la peau et offrait une fluctuation sensible. Boyer pensa que c'était un abcès par congestion symptomatique d'une carie des vertèbres lombaires, et un des praticiens les plus distingués de Paris, appelé en consultation, fut du même avis que lui. La tumeur fut donc traitée par les ponctions sous-cutanées à l'aide d'un bistouri étroit. Mais on s'aperçut bientôt que le foyer de l'abcès diminuait, et un mois après la dernière ponction, dont la piqûre dégénéra en fistule, il était, de même que le trajet fistuleux, complétement cicatrisé.

Dans un cas que j'ai moi-même observé, l'abcès qui s'était développé avec une grande lenteur n'avait été précédé, en outre, d'aucune douleur et pouvait être pris, à cause de la constitution du sujet, pour un abcès par congestion, bien qu'il ne fût en réalité qu'un simple abcès froid de la fosse lombaire. Chez notre malade, la tumeur, était située dans la région lombaire gauche, en dehors de la masse commune des muscles sacro-lombaires ; elle

---

1. Boyer. *Traité des maladies chirurgicales*, t. I, p. 67.

était de la grosseur du poing, molle, fluctuante, indolente et sans changement de couleur à la peau. Elle paraissait un peu réductible, et, d'abord de la grosseur d'une petite noix, elle avait graduellement atteint le volume qu'elle offrait maintenant et n'avait jamais été le siége de douleur. Comme le malade, homme de trente ans environ, était né de parents scrofuleux, qu'il portait une cicatrice de ganglion abcédé au cou, que sa respiration n'était pas parfaitement pure au sommet d'un des poumons et qu'il avait, ce qui était plus grave, une tumeur blanche au genou droit, il était naturel de penser que l'on avait affaire à un abcès par congestion. Cependant l'opinion que j'ai depuis longtemps sur la rareté aux lombes des abcès par congestion, et l'absence de douleur sur le trajet de la colonne vertébrale me firent pencher pour un abcès froid de la fosse lombaire. Je fus donc d'avis de donner issue au pus par une ponction avec le trois-quarts en prenant les plus grandes précautions pour empêcher l'entrée de l'air dans le foyer, dans le cas où, contrairement à mes prévisions, la tumeur eût été un abcès par congestion, et de faire ensuite une injection par la teinture d'iode. La piqûre du trois-quarts, qui parut d'abord cicatrisée, se rouvrit quelques jours après pour donner passage au pus qui s'était en partie reformé, mais la suppuration diminua de jour en jour, et le malade, au bout de deux mois, était complétement guéri de son abcès.

La *durée* de la maladie est très-variable, et si dans quelques cas des abcès de la fosse lombaire qui ont été ouverts se sont complétement cicatrisés en un mois ou six semaines, il est plus fréquent de les voir durer plusieurs mois. Un point important est de bien préciser l'époque où apparaît la tumeur lombaire et la fluctuation afin de ne pas être exposé à prendre un abcès de la fosse lombaire tardant à proéminer aux lombes pour une simple affection rénale ou un rhumatisme. M. Férou a dit, dans sa thèse, que la fluctuation dans les abcès qui nous occupent se trouvait communément établie vers le douzième jour, et qu'elle se montrait ainsi beaucoup plus vite ici que dans les abcès de la fosse iliaque, où elle se fait attendre jusqu'à vingt-cinq et trente jours. Mais cette opinion n'est certainement basée que sur un ou deux faits exceptionnels. Pour avoir une idée exacte à ce sujet, nous avons recherché toutes les observations d'abcès primitifs de la fosse lombaire où l'époque de l'apparition de la tumeur a été mentionnée avec soin, et nous avons trouvé que, sur vingt cas, la tumeur s'est montrée six fois du vingtième au trentième jour, cinq fois du trentième au quarantième jour, une fois le quarante-cinquième jour, quatre fois au bout de deux mois et plus, une fois le sixième jour, deux fois le douzième jour et une fois le quinzième jour. On voit ainsi que la tumeur lombaire n'a commencé à poindre en moyenne que du vingt-cinquième au trente-cinquième jour, et que, dans un cinquième des cas seulement, elle s'est montrée avant le vingtième jour.

Jusqu'ici il n'a été question que de l'apparition de la tumeur et non de la fluctuation. Pour que ce symptôme soit appréciable, il faut bien encore de quatre à huit jours. Dans l'un des deux cas où la tumeur a fait son apparition le douzième jour, elle était dure, offrant seulement un peu d'empâtement, et ce n'est que quinze jours plus tard que s'y montre la fluctuation. En tenant compte de ces cinq ou six jours, on voit qu'en somme la fluctuation n'a pu être perçue, à l'exception d'un cas où elle existait au bout de douze jours, avant le dix-huitième ou le vingtième jour dans les cas les plus précoces, et qu'en moyenne ce symptôme s'est manifesté du trentième au quarantième jour. C'est ce qui se passe en général dans les abcès de la fosse iliaque qui, sous ce rapport encore, ont une grande analogie avec les abcès de la fosse lombaire.

Ce que nous venons de dire s'applique aux abcès primitifs ; mais, si l'on fait le même travail pour les abcès consécutifs, on arrivera sensiblement aux mêmes résultats.

Le temps que mettra le foyer purulent à se cicatriser, une fois que l'abcès aura été ouvert, est aussi très-variable. Il est subordonné à la constitution de l'individu, au volume de l'abcès, à l'époque à laquelle il aura été ouvert et à l'étendue des désordres qu'il aura produits. Si l'on a vu des abcès de la fosse lombaire complétement guéris quinze jours ou trois semaines après leur ouverture, il est beaucoup plus fréquent de ne pouvoir obtenir la guérison qu'au bout d'un mois ou six semaines et même de deux ou plusieurs mois. Il est bien entendu que, pour que les choses se passent ainsi, il faut qu'on ait affaire à un abcès primitif de la fosse lombaire ; ou bien, si l'abcès est consécutif, il faut que la lésion de l'organe qui l'a produit soit passagère et n'ait pas une grande gravité. Mais si la maladie qui a été le point de départ de l'abcès est incurable, si c'est, par exemple, un cancer du rein ou une autre dégénérescence grave de cet organe, ou bien encore s'il existe dans les reins ou dans les profondeurs du foyer purulent un ou plusieurs calculs, l'abcès ne guérira pas dans le premier cas, et dans le second il ne guérira que lorsque les pierres rénales auront été expulsées. Voici plusieurs faits qui viennent à l'appui de ce que nous venons de dire. Un jeune homme[1] eut un abcès aux lombes qu'on ouvrit et qui donna issue à beaucoup de pus ; la plaie resta fistuleuse et l'écoulement du pus continua jusqu'à la mort. A l'ouverture du corps, on trouva à la place du rein, qui était complétement détruit, une poche calleuse contenant deux pierres, dont la plus grosse avait cherché à se faire jour par la fistule lombaire.

---

1. Job. a Meckren. *Obs. méd. chir.*, cap. 44.

La Batte, chirurgien à Pau [1], eut un abcès aux lombes, dont l'ouverture resta fistuleuse; il en sortit naturellement, plus tard, une pierre grosse environ comme la phalange du petit doigt.

Un homme [2], à la suite d'un abcès lombaire, eut une fistule. Cette fistule durait depuis vingt ans, lorsque le malade, un jour, en se pansant, sentit à l'orifice fistuleux un corps dur et pointu qui vacillait : c'était un calcul de la grosseur d'une petite noix. Peu de jours après la sortie de cette petite pierre, la fistule se cicatrisa et le malade fut parfaitement guéri.

On voit par cette dernière observation qu'une fistule, existant même depuis longtemps, peut guérir très-rapidement lorsque le calcul qui l'entretenait est expulsé. Mais s'il reste d'autres pierres dans les profondeurs du foyer, l'ouverture de l'abcès ne guérit pas, ou, si elle guérit, ce n'est que pour un temps, et ces calculs donneront lieu à des abcès secondaires qui ne peuvent se manifester que plusieurs années après les premiers. Ledran en donne un exemple remarquable. Une veuve [3], âgée d'environ trente-cinq ans, eut, en 1695, dans la région lombaire droite, un abcès considérable qui fut ouvert ; il en sortit quelque temps après une pierre grosse comme un pois, et la malade fut guérie. En 1709, au bout de quatorze ans, après les accidents généraux et locaux habituels, nouvel abcès dont Ledran fit encore l'ouverture près de l'ancienne cicatrice. La suppuration persistant, Ledran pensa qu'elle était entretenue par une pierre, et introduisit une canule d'argent dans la fistule pour empêcher son occlusion. Cependant, une année plus tard, la malade ayant acquis beaucoup d'embonpoint, la canule se boucha par de la graisse

---

1. LAFITTE. *Mém. de l'Acad. de chir.* t. V, p. 184.
2. HÉVIN. *Mém. de l'Acad. de chir.*, t. III, p. 324.
3. LEDRAN. *Obs. chir.*, t. II, p. 87.

qui s'était accrue dans le trajet fistuleux, et on vit apparaître des accidents de rétention du pus, et, malgré les moyens qu'on employa pour y remédier, il parut quelque temps après, à la partie antérieure de la cuisse du même côté, un petit abcès qui fut ouvert, par l'ouverture duquel on pratiquait des injections qui ressortaient par la fistule lombaire. Le pus s'écoula ainsi librement pendant dix-huit mois par les deux ouvertures, lorsque la malade fut prise brusquement d'accidents pectoraux qui l'emportèrent en trente-six heures. A l'autopsie, on trouva le rein droit réduit à une petite vessie de la grosseur d'une noix et contenant une pierre noire. De la fosse lombaire partait un trajet fistuleux conduisant à l'abcès de la cuisse, qui communiquait dès lors avec celui des lombes.

Rayer et M. Féron ont regardé le phlegmon de la fosse lombaire comme se *terminant fatalement par suppuration*; ils ne citent aucun exemple de *terminaison par résolution*. Mais Trousseau[1] en a observé, depuis, un cas positif chez une femme; le phlegmon, qui s'était développé sous l'influence de l'état puerpéral, occupait la fosse lombaire droite; il y avait eu dans la région lombaire de ce côté des douleurs qu'exaspérait la pression, et en outre une légère tuméfaction avec empâtement; ces symptômes locaux avaient été accompagnés de frissons répétés.

Mais c'est là un cas tout à fait exceptionnel, et sous ce rapport il existe une différence entre les phlegmons de la fosse lombaire et ceux de la fosse iliaque, qui, eux, se terminent fréquemment par résolution. L'inflammation, une fois en possession du tissu cellulo-adipeux de la fosse lombaire, en *produira donc la suppuration*, et l'abcès proéminera en arrière aux lombes, ainsi que nous l'avons établi, et tendra à s'ouvrir de ce côté à l'extérieur. Pour

1. Trousseau. *Loc. cit.*, p. 705.

cela, le pus dissociera les fibres musculaires ou aponévrotiques des muscles qui entrent dans la composition de l'enceinte lombaire, ou se fera jour soit par l'un des trous des parois de la fosse lombaire qui donnent passage aux nerfs et aux vaisseaux, soit par le point affaibli de ces parois qui correspond au triangle de J.-L. Petit. Le pus arrivé sous la peau enflammera et amincira cette membrane, qui finira par se rompre et le laisser s'échapper au dehors. Mais il arrive souvent que l'enveloppe cutanée, à cause de sa grande résistance, offre au pus, comme nous l'avons dit, une barrière qu'il ne peut franchir, et, si l'art ne lui donne issue, il produit alors de grands décollements de la peau en envahissant les régions dorsale et fessière, ou s'infiltre entre les différentes couches musculaires et aponévrotiques, ou bien, portant ses ravages à l'intérieur, il se dirige de ce côté dans différentes directions et va faire quelquefois irruption dans un organe important.

Les migrations à l'intérieur des abcès de la fosse lombaire ont de grandes analogies avec celles des abcès des fosses iliaques. De même que le pus d'un abcès de la fosse iliaque se porte quelquefois dans la fosse lombaire, de même aussi celui des abcès de la fosse lombaire pourra se porter dans la *fosse iliaque* pour aller faire saillie à la partie antérieure de cette région ou au haut de la cuisse. Un jeune homme [1] de vingt-cinq ans avait à la région lombaire droite une tumeur purulente de la grosseur d'un œuf. La tumeur, ayant quitté sa première place, vint se fixer à la région iliaque du même côté, où elle fut ouverte par Sauré au moyen de la potasse caustique.

Dans l'observation de Ledran, que nous venons de rapporter, un second foyer purulent se fit à la partie antérieure et supérieure de la cuisse. Il en fut de même

1. Lafitte. *Loc. cit.*, p. 184.

dans le fait de de Haen, mentionné par Rayer, et dont nous avons déjà également parlé plus haut : le pus de la tumeur lombaire, qui ne fut ouverte que très-longtemps après son apparition, alla former un autre foyer au haut de la cuisse, entre le triceps et le couturier, en passant sous le ligament de Poupart.

Tout en se portant en bas, le pus peut éviter la fosse iliaque pour suivre en dedans la voie du petit bassin et se faire jour dans l'un des organes qui y sont contenus. On ne possède jusqu'ici que deux observations de ce genre de terminaison : l'une, qui a été publiée en 1858 par M. Charnal dans les *Bulletins de la Société anatomique*, nous montre un abcès de la fosse lombaire s'ouvrant par un conduit flexueux dans le *canal de l'urèthre* en traversant la prostate ; le malade, avant sa mort, avait rendu des urines purulentes, comme cela devait avoir lieu. L'autre observation, que l'on trouve dans la thèse de M. Féron, auquel elle a été communiquée par M. Saint-Laurent, est un exemple d'*ouverture d'un abcès de la fosse lombaire dans le vagin;* on avait cru à un abcès circum-utérin, mais la malade étant morte, l'autopsie avait démontré la véritable nature de la maladie.

Au lieu de se diriger en bas, du côté de la fosse iliaque, le pus pourra se porter en haut du côté de la cavité thoracique, déterminer par son voisinage des pleurésies et des pneumonies, comme nous l'avons vu, ou se frayer un passage à *travers le poumon jusqu'aux bronches et être expectoré par la bouche.* Des faits de ce genre ont été publiés par Rayer, Ducasse et Cantegril. Dans le cas de Rayer [1] il n'y avait aucune tuméfaction ni dans le flanc ni dans la région lombaire; cependant la douleur au lombe droit était tellement bien circonscrite que le médecin de

---

1. RAYER. *Loc. cit.*, t. III, p. 259.

la Charité n'hésita pas à diagnostiquer un *abcès autour du rein*, qui au lieu de proéminer à la région lombaire, s'était porté du côté du poumon, quand le matin à la visite on lui présenta un crachoir à moitié rempli de pus que le malade avait rendu par la bouche. A partir de ce moment, il y eut une grande amélioration bientôt suivie de guérison.

Dans les observations de Ducasse et de Cantegril, il y avait tumeur aux lombes, et ici, comme dans le cas précédent, cette grave complication se termina par la guérison. Un homme [1] avait, au lombe gauche, une tumeur qu'on jugea être un abcès; on fit une ponction qui donna issue à deux livres de pus. Deux jours après, lorsqu'on se préparait à réitérer la ponction, le malade tout à coup, après un accès de toux, expectore six livres de crachats mêlés d'un pus semblable à celui de l'abcès lombaire. Le malade guérit en un mois.

Après avoir souffert [2] pendant un mois environ dans le lombe gauche, un homme eut dans cette région un abcès. On se disposait à l'ouvrir lorsque le malade, à la suite d'une grande toux, expectora une matière purulente évaluée à deux litres, ce qui fut suivi immédiatement de l'affaissement de la région lombaire.

Nous venons de voir que l'abcès se portant en haut, occasionne l'adhérence des deux feuillets de la plèvre qu'il peut traverser alors impunément pour aller s'ouvrir ensuite dans les bronches. Mais ces adhérences pleurales peuvent bien ne pas avoir lieu; alors *le pus s'épanche dans la cavité de la plèvre* où il détermine une pleurésie purulente. Nous avons observé il y a quelques années un fait de ce genre dont on ne connaissait pas encore d'exem-

---

1. Ducasse. *Arch. gén. de méd.*, t. XV, p. 462; ann. 1827.
2. Cantegril. *Arch. gén. de méd.*, t. XIX, p. 280; ann. 1829.

ple. On a mentionné des cas de pleurésie produite par le voisinage d'abcès de la fosse lombaire ; mais on n'a publié aucune observation, que je sache, d'ouverture de ces abcès dans la cavité pleurale. Nous allons donner un résumé de cette observation que nous publierons plus tard, *in extenso*, dans un autre travail. Un ouvrier boulanger, âgé de vingt-six ans, après avoir ressenti pendant trente-trois jours environ des douleurs violentes dans la région lombaire gauche, en même temps que des frissons intermittents et de la fièvre, présenta dans cette région une tumeur avec empâtement dont le diagnostic ne laissait aucun doute. Cette tumeur devenant quelques jours après le siége d'une fluctuation manifeste, je décidai qu'il fallait en faire l'ouverture immédiatement. Mais le malade, qui avait déjà eu, cinq ans auparavant, un abcès semblable qui s'était ouvert naturellement, s'opposait à toute incision. Je ne désespérais pas de vaincre sa résistance, lorsque son patron me pria de l'envoyer à l'hôpital, ce à quoi je ne pouvais m'opposer, et je quittai le malade en lui recommandant de ne pas perdre de temps et en lui laissant une note sur son affection qu'il devait remettre, à son entrée à l'hôpital, au chirurgien chargé du service. Mais j'appris plus tard que ce malheureux jeune homme n'entra à l'hôpital que quatorze jours après ma dernière visite, et que l'on constata, à son entrée, de la matité dans tout le côté gauche de la poitrine, de manière que le chirurgien, auquel on n'avait pas remis ma note, crut que la tumeur des lombes était formée par le pus d'un empyème qui avait fusé dans cette région. Mais, il est positif que la poitrine du malade, examinée presque chaque jour, pendant tout le temps que je lui ai donné mes soins, n'a jamais rien présenté d'anormal ni à la percussion, ni à l'auscultation. L'épanchement pleurétique que l'on a observé plus tard ne pouvait donc être que la conséquence de l'abcès des lombes qui lui était bien antérieur. Quoi qu'il en soit, ce malade, en proie à une fièvre continuelle et à des accidents généraux graves, ne tarda pas à succomber. A l'autopsie, on constata dans la fosse lombaire gauche un vaste foyer purulent qui communiquait avec la cavité pleurale, tapissée de fausses membranes molles et remplies de pus, au moyen d'une ouverture permettant facilement de bas en haut l'introduction du petit doigt et siégeant au niveau des insertions du diaphragme, en dehors du carré des lombes.

On ne connaît qu'une seule observation certaine d'*ouverture d'un abcès de la fosse lombaire dans le péritoine*. Elle est due à Gardien [1], de Lyon, qui, ouvrant l'abdomen d'un cadavre destiné à des préparations anatomiques, trouva la cavité péritonéale remplie de pus phlegmoneux et communiquant par une ouverture, à bords irréguliers, à peu près de la largeur, dit-il, d'un écu de trois livres, avec un vaste abcès développé dans le tissu cellulaire de la fosse lombaire. Ce cadavre venant de la ville, Gardien n'a pu avoir aucun renseignement sur la cause et les symptômes de la maladie.

Comme la fosse lombaire est en partie séparée du péritoine par le rein et le côlon, et que le voisinage de l'inflammation et du pus détermine l'adhérence des deux feuillets de cette séreuse et leur épaisissement, on conçoit la rareté de l'ouverture des abcès de la fosse lombaire dans la cavité péritonéale. On devrait voir plus fréquemment ces abcès s'ouvrir dans le côlon ; cependant on n'a publié qu'une observation de cette terminaison. Car il ne doit pas être question ici de la rupture des abcès du rein lui-même dans le côlon ou dans une autre partie de l'intestin, dont on connaît plusieurs exemples et que mention-

1. *Journ. clin. des hôp. de Lyon,* t. II, p. 453, nov. 1830.

nent même les écrits hippocratiques. La seule observation connue d'*abcès de la fosse lombaire ouvert dans le côlon*, a été recueillie par M. Cornil, dans le service du docteur Lallier, à l'hôpital Beaujon. Nous en avons déjà parlé. Le sujet de l'observation est un pédicure [1], âgé de soixante-six ans, dont l'abcès, situé à droite, avait été déterminé par un cancer du rein, et qui succomba autant aux suites de l'affection rénale que de l'abcès lui-même. A l'ouverture du corps, on trouva que le côlon ascendant, vers l'endroit où il se réunit au côlon transverse, était intimement uni à la poche de l'abcès, et que là il communiquait avec lui au moyen d'une perforation qui n'avait qu'un millimètre de diamètre, mais dont les bords étaient nettement circonscrits.

Si nous récapitulons maintenant les différents organes dans lesquels on a observé l'ouverture des abcès de la fosse lombaire, on voit que ces abcès se sont ouverts : 1° dans *les bronches en traversant le poumon;* 2° dans *la cavité pleurale;* 3° dans *le péritoine;* 4° dans *le côlon;* 5° dans *le canal de l'urèthre*, au voisinage du col de la vessie ; 6° dans *le vagin.*

Du côté de la peau, on les a vus exceptionnellement s'*ouvrir à l'aine* ou à la *cuisse.* C'est à la *région lombaire* où ils proéminent habituellement qu'ils s'ouvrent le plus souvent ; mais cette ouverture spontanée est très-longue à se faire et n'a lieu communément que lorsque le pus a décollé au loin la peau, disséqué et dissocié les différentes couches musculaires des lombes et des régions voisines et produit des désordres qui entraînent quelquefois des suppurations interminables et tout le cortége des symptômes de la fièvre hectique.

Anatomie pathologique. — Nous ne nous étendrons pas

---

1. Hallé. *Loc. cit.*, p. 92.

longuement sur l'anatomie pathologique des abcès de la fosse lombaire, parce qu'elle n'a qu'un médiocre intérêt, après ce que nous venons de dire sur les terminaisons de la maladie, et que nous en avons encore parlé, à l'occasion de l'étiologie, lorsque nous avons fait connaître les lésions organiques qui donnent lieu aux abcès consécutifs. Quand elle est le siége d'un abcès, la fosse lombaire est beaucoup plus profonde qu'à l'état normal et peut s'étendre sans interruption en largeur jusqu'au niveau d'une ligne longitudinale qui passerait par l'épine iliaque antérieure et supérieure. Le péritoine, qui, dans l'état de santé, tapisse toute cette fosse lombaire, à l'exception des endroits occupés par le rein et le côlon, a été décollé par le pus qui, soulevant la séreuse péritonéale, fait souvent saillie dans la cavité de l'abdomen. Il existe là, entre la paroi lombaire et le péritoine, un vaste espace qui constitue la *cavité* ou le *foyer de l'abcès* et qui peut contenir jusqu'à un, deux et même trois litres de pus. Quelquefois le foyer purulent se prolonge en bas dans la fosse iliaque, d'autres fois il s'étend en haut dans l'hypochondre. Dans un cas que nous avons observé et dont nous avons parlé plus haut, son extrémité inférieure rétrécie en coin, s'avançait jusqu'au quart supérieur de la fosse iliaque, tandis que son extrémité supérieure, étalée, anfractueuse, empiétait sur les insertions du diaphragme en formant plusieurs culs-de-sac qui se portaient dans différents sens et dont l'un d'eux constituait un véritable canal pouvant admettre le doigt et communiquant avec la cavité pleurale. Comme les fibres du diaphragme laissent souvent entre elles, au niveau des insertions costales, de petits intervalles, le pus en arrivant au diaphragme se trouve immédiatement en contact avec le feuillet pariétal de la *plèvre diaphragmatique*, et perforerait fréquemment ce feuillet pour s'ouvrir passage dans la cavité pleurale, comme nous l'avons observé, s'il ne produisait par sa présence l'inflammation et l'adhésion des deux feuillets de la séreuse.

On trouve de même le *péritoine* épaissi par l'infiltration et l'induration du tissu cellulaire qui le double et aussi par l'épanchement de lymphe plastique à sa surface qui détermine l'adhérence de ses deux feuillets, ce qui empêche le pus de s'épancher dans la cavité péritonéale. Cependant on connaît un exemple de cette rupture du foyer purulent dans le péritoine qui est dû, comme on le sait, à Gardien.

La lymphe plastique épaissie et infiltrée tout autour du pus lui forme quelquefois comme une sorte de *poche* qui se confond intimement avec les parties voisines, en avant avec le péritoine, le rein et le côlon, en arrière avec le muscle transverse et le carré des lombes recouvert de son mince feuillet aponévrotique, en dedans avec le muscle psoas, en dehors avec l'angle de jonction du péritoine avec le transverse de l'abdomen. Mais souvent on ne trouve que la partie antérieure de cette poche, la postérieure n'existant pas ou étant formée par les muscles carré des lombes et transverse qui sont à nu. Les fibres de ces muscles sont altérés dans leurs éléments, elles sont ramollies et dissociées et présentent une coloration noirâtre ou bleuâtre qui tranche avec celle des nerfs abdomino-génitaux et douzième intercostal qui ont conservé leur couleur et qui rampent, comme on le sait, à la surface de la fosse lombaire pour ensuite s'enfoncer dans l'épaisseur de ses parois.

On a trouvé dans quelques cas deux foyers purulents, l'un sous-cutané, l'autre profond, communiquant entre eux par une ouverture dans laquelle on pouvait introduire le doigt et constituant ainsi des *abcès en bissac* ou en *bouton de chemise*. Cette disposition a été observée par MM. Cusco et Herrgott.

La poche des abcès chroniques présente quelquefois une épaisseur assez considérable et un commencement d'orga=

nisation de manière à former un véritable *kyste* ou *abcès enkysté* qui s'ouvre alors à l'extérieur par un conduit flexueux plus ou moins long. C'est cette disposition que présentait l'enveloppe de l'abcès dans l'observation de Charnal. La poche développée dans le tissu cellulaire de la fosse lombaire et en partie située au devant du rein, était volumineuse. et avait des parois très-épaisses et très-résistantes. Le conduit qui la faisait communiquer avec l'origine du canal de l'urèthre était presque de la grosseur de l'intestin, et présentait des circonvolutions, sa longueur étant plus grande que le trajet qu'il avait à parcourir pour se rendre directement au lieu de sa terminaison.

Le *rein* se trouve souvent isolé dans le foyer, recouvert de produits plastiques, mous, jaunâtres ou grisâtres; quelquefois de petits lambeaux de tissu cellulaire gangrené adhèrent à sa surface. D'autres fois il est intimement uni au péritoine qui, soulevé par le pus, l'entraîne en avant avec lui. Sa capsule cellulo-adipeuse, au lieu d'être fondue par la suppuration, est souvent alors épaissie et indurée.

Nous ne parlerons pas des lésions du rein qui donnent lieu aux abcès consécutifs de la fosse lombaire ; nous dirons seulement que, dans les abcès primitifs, le rein ne présente guère, en général, qu'un épaississement plus ou moins considérable de son enveloppe fibreuse, qui forme d'ailleurs comme une barrière protectrice.

Le *côlon*, par suite du voisinage de l'abcès, dont il concourt souvent à former la paroi antérieure, présente ordinairement quelques traces d'inflammation et un léger épaississement de sa paroi, qui est en contact avec le pus. Dans un cas que nous avons mentionné plus haut, il offrait une petite perforation qui le faisait communiquer avec le foyer de l'abcès. Mais dans les abcès stercoraux, on trouve quelquefois sur le côlon de larges ulcérations qui permettent l'épanchement des matières fécales dans la fosse lombaire.

Nous ne pensons pas que la *rate*, enveloppée de toutes parts par le péritoine, qui la protége efficacement, puisse se ressentir du voisinage d'un abcès de la fosse lombaire, bien qu'on ait écrit le contraire. Il en est de même pour le *foie*.

Le *pus* des abcès primitifs de la fosse lombaire est tantôt épais, homogène, crémeux, comme dans le phlegmon franchement inflammatoire; tantôt il est plus clair, moins homogène et blanc verdâtre. Dans les abcès consécutifs, il est séreux, mal lié, contenant des débris floconneux, et est mélangé, suivant la cause qui a produit l'abcès, d'urine ou de matières intestinales. Dans tous les cas, il a très-rarement une odeur urineuse; son odeur, qui est extrêmement fétide, ressemble, comme nous l'avons dit, à celle des abcès de la marge de l'anus, alors même qu'il n'existe pas de perforation du côlon.

Diagnostic. — Nous sommes arrivé à la partie la plus importante et aussi la plus délicate de notre sujet. Le diagnostic des abcès de la fosse lombaire est loin d'être toujours facile; on peut les confondre avec un grand nombre d'affections différentes. Et alors même que par l'examen attentif de tous les symptômes, on est parvenu à reconnaître un abcès de la fosse lombaire, la question n'est pas encore pour cela complétement résolue. Il reste à établir, ce qui est de la plus haute importance au point de vue du pronostic et du traitement, si cet abcès est primitif ou consécutif, et surtout s'il est par congestion. Nous examinerons donc d'abord les différentes maladies qui peuvent être confondues avec les abcès de la fosse lombaire, puis nous établirons le diagnostic différentiel de ces divers genres d'abcès.

Mais avant d'aller plus loin, il est utile de rappeler que les abcès primitifs et consécutifs de la fosse lombaire revêtent deux formes distinctes, suivant qu'ils sont chauds ou froids. *Douleur lombaire vive et profonde, frissons intermittents, fièvre, tuméfaction* accompagnée *d'empâtement de la région lombaire avec ou sans œdème, puis fluctuation*, tels sont les principaux symptômes des abcès chauds ou phlegmoneux de la fosse lombaire.

Quand ces abcès sont froids ou chroniques, il n'y a pas de frissons ni de fièvre ; il existe seulement la *douleur lombaire*, qui peut même quelquefois être à peine sensible, et qui est suivie, au bout d'un temps plus ou moins long, de *l'apparition en dehors de la masse commune des muscles sacro-lombaires d'une tumeur*, d'abord petite, grossissant graduellement, tantôt dure au début, pour devenir fluctuante ensuite, tantôt présentant ce dernier caractère dès sa formation.

De tous ces symptômes, le plus important dans l'un et l'autre cas, est la *tuméfaction* ou *tumeur en arrière dans la région lombaire*, signe que l'on rencontre, d'après notre statistique, onze fois sur douze, isolément ou avec saillie, concomitante en avant dans le flanc correspondant, tandis que la saillie dans le flanc sans tumeur lombaire ne s'observe pas même une fois sur trente. Nous ne parlons pas de la tumeur produite dans la fosse iliaque ou à l'aine par les abcès de la fosse lombaire sans tumeur ou tuméfaction aucune aux lombes, parce que c'est là un phénomène tout à fait exceptionnel. On voit donc que l'apparition d'une tumeur fluctuante aux lombes doit tout de suite éveiller l'idée d'un abcès de la fosse lombaire, si la maladie a manifestement débuté par les parties profondes. On voit aussi que les abcès de la fosse lombaire peuvent être confondus avec toutes les tumeurs qui viennent proéminer aux lombes et dans les flancs, mais surtout dans la première région. En outre, au début de la maladie, alors qu'il n'existe pas encore la moindre apparence de tuméfaction aux lombes, ces abcès peuvent être pris pour une fièvre intermittente, et surtout pour un lumbago ou toute autre affection donnant lieu à des douleurs lombaires.

1. *Fièvre intermittente*. — Si au début, un abcès de la fosse lombaire simule quelquefois parfaitement, par la périodicité des frissons qui l'accompagnent à cette époque, une fièvre intermittente, surtout lorsque la tumeur lombaire siégeant à gauche peut être rapportée à la rate, le doute ne saurait longtemps subsister : la douleur qui se circonscrit à la région lombaire, en augmentant chaque jour d'intensité, et la fièvre qui devient continue en même temps que les frissons perdent de leur régularité, ne tardent pas à fixer le diagnostic. Du reste, le sulfate de quinine est ici complétement impuissant.

2. *Lumbago*. — Plus d'une fois un abcès de la fosse lombaire a été pris pour un lumbago. Ainsi, dans une observation qui se trouve dans la thèse de M. Hallé, M. Adolphe Richard rapporte qu'une charcutière eut un abcès de la fosse lombaire qui fut précédé, pendant plus de trois mois, de douleurs qu'on avait attribuées à un lumbago. Trousseau cite également, dans sa *Clinique médicale*, un cas observé par le docteur Cavasse où l'abcès, traité d'abord pour un lumbago, fut reconnu vers le quinzième jour par l'apparition de la tumeur lombaire. Cependant, la douleur dans le lumbago affecte ordinairement les deux côtés à la fois et à peu près avec la même intensité, tandis qu'elle se fixe dans un des lombes quand il s'agit d'un abcès. Dans ce dernier cas, la douleur est plus profonde que dans le lumbago, et bien qu'elle soit augmentée par les mouvements du tronc, cette augmentation n'est pas comparable à la douleur vive occasionnée par la contraction des muscles rhumatisés des lombes.

3. *Névralgies lombaires.* — Si la douleur des lombes, au lieu d'avoir pour cause un abcès qui débute, est produite par des névralgies lombaires, on la distinguera à ce que, dans ces dernières, elle suit le trajet des nerfs des parois abdominales ou longe les dernières côtes.

4. *Douleurs de reins chez les femmes.* —Rien n'est plus commun que d'entendre les femmes, vers *la fin de la grossesse*, *dans l'hystérie* et la *dysménorrhée*, se plaindre de *douleurs de reins* souvent intolérables. Ces douleurs ne doivent pas être confondues avec celles qui précèdent les abcès de la fosse lombaire : elles s'en distinguent en ce qu'elles ont lieu plus bas que la région des lombes. Toutefois, il ne faudrait pas chez une femme, dans les conditions précédentes, négliger d'explorer la partie douloureuse, dans la crainte du développement concomitant d'un abcès. M. Chassaignac [1] a observé un cas d'abcès de la fosse lombaire chez une femme enceinte de plusieurs mois.

5. *Inflammation circonscrite du côlon et péritonite partielle.* — L'inflammation d'un point circonscrit du côlon ascendant ou descendant, de même qu'une péritonite localisée à ces dernières parties, peut simuler dans certains cas un abcès de la fosse lombaire. Mais dans l'inflammation du côlon, il y a presque toujours dérangement des fonctions intestinales et notamment des alternatives de diarrhée et de constipation avec développement et excrétion de gaz intestinaux. Quant à la péritonite localisée dans la région lombaire, elle se reconnaîtra à ce que la douleur sera augmentée par la pression en avant, dans le flanc, tandis que c'est par la pression en arrière, aux lombes, que la douleur des abcès de la fosse lombaire se trouve exaspérée.

1. FÉRON. *Loc. cit.*, p. 47,

6. *Néphrite simple*. — Les douleurs de la néphrite, la fièvre qui l'accompagne et la légère tuméfaction qui a lieu quelquefois dans le flanc correspondant constituent un ensemble de symptômes qui peuvent faire prendre cette maladie pour un abcès phlegmoneux de la fosse lombaire. Mais dans la néphrite les douleurs sont moins lancinantes, elles irradient quelquefois le long des artères et surtout, signe important, elles excitent beaucoup plus souvent que dans les abcès des nausées et des vomissements. Toutefois, il est des cas où l'apparition de la tumeur lombaire pourra seule fixer définitivement le diagnostic.

7. *Pyélite*. — Il est difficile de distinguer la pyélite d'un abcès de la fosse lombaire, surtout lorsque étant calculeuse elle se termine par suppuration et s'accompagne d'une tumeur aux lombes formée par une collection de pus dans le bassinet. Mais d'abord nous devons dire que ces tumeurs purulentes des lombes développées dans le bassinet sont extrêmement rares et que la fluctuation y est plus profonde que dans les abcès de la fosse lombaire. En outre, ceux-ci sont presque toujours accompagnés d'un œdème du tissu cellulaire sous-cutané de la région lombaire, œdème que l'on n'observe pas dans la collection purulente du bassinet, à moins qu'elle ne se complique d'un abcès extra-rénal. Enfin la tumeur des lombes, formée par les abcès de la fosse lombaire, s'étend plus en dehors, est plus saillante et la fluctuation finit par y devenir plus superficielle et plus sensible que dans les cas de collection purulente dans la cavité des calices et du bassinet.

8. *Hydronéphrose*. — On confondra moins facilement l'hydronéphrose avec un abcès de la fosse lombaire. L'absence de fièvre et de douleur, la sensation d'une tumeur bosselée qui sera perçue par la palpation de l'ab-

domen, sont des symptômes propres à l'hydronéphrose et qui empêcheront l'erreur d'avoir lieu. Ajoutons en outre que si l'hydropisie du rein et de son bassinet produit quelquefois l'élargissement de la région lombaire, ce n'est que tout à fait exceptionnellement qu'elle détermine une véritable tumeur aux lombes. Cependant J.-L. Petit en cite un exemple ; mais c'est le seul, que je sache, qui se soit présenté avec des caractères aussi tranchés et capables de le faire prendre pour un abcès froid de la fosse lombaire. Un homme [1] avait une tumeur latérale des lombes qui avait été molle et fluctuante dès son apparition. On l'ouvrit avec le bistouri, mais au lieu de pus, il en sortit deux litres d'urine ; après cela, on retira une grosse pierre engagée dans l'uretère et le bassinet. Le malade étant mort huit jours plus tard, on trouva le rein fort dilaté et dans les calices plusieurs pierres dont la plus grosse n'excédait pas le volume d'une fève. Il y avait plus de dix ans que cet homme se plaignait à la région des reins de douleurs qu'il croyait rhumatismales ; il était quelquefois deux ou trois mois sans les sentir ; d'ailleurs il n'avait aucune incommodité et vaquait à ses affaires.

9. *Cancer et autres dégénérescences du rein.* — Les tumeurs cancéreuses, tuberculeuses et autres du rein présentent quelquefois un volume très-considérable et peuvent déterminer, avec la disparition de l'échancrure iliocostale, l'élargissement de la région lombaire. Mais ces tumeurs proéminent surtout en avant, dans le flanc, et ne forment pas aux lombes une poche fluctuante, en dehors des muscles sacro-lombaires, comme le font habituellement les abcès froids de la fosse lombaire qui sont les seuls avec lesquels elles pourraient être confondues. Ajoutons que les

---

1. J.-L. PETIT. *Œuv. posth.*, t. III, p. 85.

hématuries fréquentes et les caractères extérieurs de la cachexie cancéreuse achèveront d'éclairer le diagnostic relativement au cancer du rein.

10. *Hydatides*. — Les kystes hydatiques, qu'ils siégent dans le rein, dans le tissu cellulo-adipeux de la fosse lombaire ou dans l'épaisseur de ses parois, peuvent, par le développement qu'ils acquièrent quelquefois, être pris pour un abcès de cette région. C'est ce qui arriva à Boinet chez un malade qu'il traitait avec le docteur Ameuille et dont on trouvera l'observation dans le premier numéro de février 1860 de *l'Union médicale*. Le signe pathognomonique de ces tumeurs est le *frémissement hydatique* que l'on perçoit par la palpation, et qu'il faudra toujours rechercher, tout en sachant qu'il n'est pas constant. Ajoutons que lorsque la suppuration s'empare de ces kystes, comme nous en avons cité déjà des exemples, il est impossible de les distinguer des abcès de la fosse lombaire avec lesquels ils ont une ressemblance parfaite. D'ailleurs le diagnostic n'offre alors qu'un médiocre intérêt, puisque dans les deux cas le traitement est le même.

11. *Intumescences de la rate*. — Il est inutile de nous arrêter longuement sur les intumescences de la rate. On n'a jamais vu, en effet, une rate hypertrophiée faire saillie en arrière aux lombes ; quel que soit son volume, elle va de l'hypochondre gauche proéminer en avant vers le flanc de l'ombilic. Dailleurs presque toujours les intumescences de la rate se rencontrent chez des individus qui ont longtemps souffert des fièvres intermittentes.

12. *Tumeurs et abcès du foie*. — Ce que nous venons de dire à gauche pour la rate, nous pouvons le répéter en grande partie pour le foie, à droite. Les tumeurs et abcès du foie ne se portent pas en arrière dans la fosse lom-

baire, mais du côté du flanc et de l'ombilic, ou bien, ce qui est plus fréquent, elles s'ouvrent intérieurement dans un organe. En outre dans le cancer du foie et les tumeurs de la vésicule biliaire, il y a de l'ictère. Enfin la mobilité de la tumeur hépatique qui s'élève et s'abaisse dans les grands mouvements d'inspiration et d'expiration servira encore à la distinguer d'une tumeur purulente de la fosse lombaire droite qui se fera remarquer par sa fixité.

13. *Tumeurs et kystes de l'ovaire.*— On voit quelquefois des tumeurs, dépendantes d'un des ovaires, s'élever dans la région lombaire, et lorsqu'elles sont douloureuses et accompagnées d'un peu de péritonite périovarique, elles peuvent dans certains cas simuler un abcès de la fosse lombaire. Mais ces tumeurs, qui sont souvent mobiles, peuvent être généralement refoulées par la pression dans l'hypogastre. Quant aux kystes de l'ovaire, leur développement, qui s'est fait progressivement de bas en haut, le volume qu'ils présentent quand ils ont atteint la fosse lombaire et l'absence de tumeur en arrière aux lombes rendront toute erreur impossible.

14. *Anévrysmes de l'aorte.*—Les anévrysmes de l'aorte abdominale forment des tumeurs dans le flanc gauche et à l'ombilic qui peuvent quelquefois être confondues avec un abcès de la fosse lombaire proéminant en avant. Mais les tumeurs anévrysmales présentent des battements qui les feront le plus souvent reconnaître, et lorsqu'il y aura doute on devra pencher plutôt pour un anévrysme par la raison que les abcès de la fosse lombaire proéminant seulement en avant, sont extrêmement rares, comme cela découle de notre statistique, et ne se rencontrent guère qu'une fois sur trente cas. Maintenant un anévrysme de l'aorte peut-il proéminer en arrière et simuler quelquefois

de cette manière un abcès de la fosse lombaire tendant à s'ouvrir dans son lieu habituel ? Oui, et même dans un cas de ce genre une grande erreur a été commise. Ainsi Richet rapporte, dans son *Traité pratique d'anatomie médico-chirurgicale*, page 668, que Marjolin a vu prendre une tumeur anévrysmale des lombes pour un abcès ; la tumeur fut largement incisée au bistouri et le malade succomba en quelques minutes. Mais ce sont là des cas extrêmement rares. Nous ne connaissons que deux exemples de tumeur anévrysmale de la région lombaire, celui de Marjolin que nous venons de citer et un autre observé à l'hôpital Saint-Louis par Richerand et que l'on trouvera dans le quatrième volume de sa *Nosographie chirurgicale* [1]. Dans le fait de Richerand, l'anévrysme avait pour point de départ une dilatation de la terminaison de l'aorte thoracique qui, s'étant progressivement rompue, avait permis au sang de s'écouler goutte à goutte pour se ramasser dans le tissu cellulaire de la fosse lombaire, et constituer là une poche qui, grandissant graduellement en se portant toujours en arrière, avait fini par former une énorme tumeur sur le côté gauche de la colonne lombaire.

Ces anévrysmes, à cause de leur ancienneté et des couches fibrineuses qui se sont déposées dans leur intérieur, ayant perdu la plupart de leurs caractères propres, on comprend qu'on puisse les confondre et qu'on les ait en effet confondus avec des abcès de la fosse lombaire dont ils occupent la place. Cependant en l'absence des bruits de souffle et des pulsations isochrones aux battements du pouls, on pourra le plus souvent reconnaître un anévrysme lombaire aux commémoratifs qui apprendront que le malade éprouve depuis longtemps des troubles de la circulation et des douleurs rachialgiques produites par

1. Page 82.

l'action de l'anévrysme sur la colonne vertébrale, les nerfs rachidiens et le grand sympathique. Il est inutile d'ailleurs de dire que les anévrysmes, à cause de l'absence du temps qu'ils mettent à se développer, ne pourront être confondus qu'avec les abcès froids de la fosse lombaire.

15. *Lipome.* — Le lipome se rencontre fréquemment aux lombes, principalement en dehors, où le tissu adipeux est abondant. C'est précisément en cet endroit qu'apparaissent les abcès froids et les abcès par congestion de la fosse lombaire, avec lesquels seulement le lipome peut être confondu. Il présente, en effet, au toucher, une certaine élasticité qui simule parfois la fluctuation et qui a trompé les médecins les plus expérimentés. Cependant, ses bosselures qu'on sent à la palpation permettront quelquefois de le distinguer. Dans tous les cas, s'il restait des doutes, on aurait recours à une ponction exploratrice ; c'est le plus sûr de tous les moyens de diagnostic. Si l'on obtient du pus, la question est naturellement jugée : on a affaire à un abcès.

16. *Tumeur encéphaloïde des lombes.* — Dans certains cas, l'élasticité propre au tissu encéphaloïde a pu faire croire à la fluctuation et par suite à un abcès qui n'existait pas. Comme des tumeurs de cette nature s'observent aux lombes, on comprend facilement qu'elles puissent être confondues avec un abcès froid de la fosse lombaire. C'est ce qui est arrivé à Marjolin[1] chez une dame, portant une tumeur dans la région lombaire, qui fut regardée par ce chirurgien et deux autres de Paris, des plus célèbres, appelés en consultation, comme étant un abcès par congestion. Une ponction fut décidée, mais elle ne donna issue qu'à du sang. Plus tard, la malade ayant succombé, l'autopsie fit voir que la tumeur qu'on avait prise pour un abcès

---

1. *Dict. encycl. des Sc. médic.*, t. I, p. 58.

symptomatique était un cancer encéphaloïde de l'os iliaque. On voit par ce fait que le diagnostic peut présenter quelquefois, dans le cas de tumeur encéphaloïde des lombes, de grandes difficultés, et que, si l'on ne peut s'éclairer de la cachexie cancéreuse, on devra, pour être complétement fixé, avoir recours à une ponction exploratrice.

17. *Hernie lombaire.* — Pendant longtemps, la hernie lombaire ou de J.-J. Petit a été considérée comme extrêmement rare, et quelquefois même son existence a été contestée. Mais cette opinion, qui est inexacte, a été plusieurs fois la cause d'erreurs graves de diagnostic. En effet, dans ses *Recherches et observations sur la hernie lombaire*, qu'il a publiées en 1869, M. H. Larrey a pu recueillir vingt-cinq cas de cette hernie, et dans plusieurs d'entre eux, la tumeur fut prise pour un abcès; dans un de ces derniers cas, elle fut même ouverte avec le bistouri. On s'expliquera cette méprise si l'on se rappelle que le pus des abcès de la fosse lombaire suit souvent, pour devenir sous-cutané, la même voie que la hernie, c'est-à-dire l'intervalle que laissent entre eux le grand dorsal et le grand oblique. Mais une semblable erreur ne peut avoir lieu que si l'on oublie, lorsqu'on se trouve en présence d'une tumeur des lombes, la possibilité d'une hernie lombaire. Car le caractère essentiel de la *réductibilité* d'une hernie ne peut laisser de doute et suffira toujours pour empêcher de confondre la hernie de J.-L. Petit avec un abcès de la fosse lombaire.

18. *Abcès de la paroi lombaire.* — Lorsque ces abcès se présentent sous la *forme aiguë ou phlegmoneuse*, il est très-facile de les distinguer des mêmes abcès de la fosse lombaire. En effet, les phénomènes de l'inflammation, bien plus superficiels, sont plus accessibles à l'observation, la fluctuation apparaît plus promptement, elle est perçue en quelque sorte sous les doigts qui explorent, la peau rougit

rapidement, s'amincit, et quand l'évacuation du pus est opérée, si l'on vient à introduire le doigt dans le foyer ou une sonde cannelée, on reconnaît ses limites ; il n'existe pas de trajet qui indique que le foyer est, plus profondément, dans la fosse lombaire. Si au lieu d'un abcès chaud de la paroi lombaire, il s'agit d'un *abcès froid*, on le reconnaît le plus souvent à l'induration ici superficielle des tissus qui vont être envahis par la suppuration. Mais si le pus se trouve formé dès le début, s'il a été comme déposé en nature sous la peau, ou bien si l'on n'a été appelé qu'à une époque avancée de la maladie, et que les commémoratifs n'apprennent rien de positif, alors le diagnostic présente les plus grandes difficultés. Il est impossible, dans ce cas, de savoir si l'on a affaire à un abcès froid superficiel assez commun aux lombes, ou à un abcès de même nature de la fosse lombaire, qui de profond est devenu sous-cutané. On ne pourra être fixé complétement à ce sujet que par l'exploration du foyer après l'ouverture de la tumeur purulente. Enfin, rappelons qu'il peut se former quelquefois des *abcès ossifluents dans l'épaisseur de la paroi lombaire* ayant pour point de départ l'altération de la partie externe de la crête iliaque, des dernières côtes ou des apophyses transverses et épineuses des vertèbres lombaires. Mais ces sortes d'abcès, qui sont loin d'être fréquents, pourront être distingués des abcès de la fosse lombaire par leur siége, qui se trouve en général dans le voisinage de l'altération qui leur a donné naissance, altération qui, étant superficielle, pourra en outre être facilement constatée.

19. *Psoïtis.* — Les symptômes de psoïtis ont, à première vue, la plus grande analogie avec ceux des abcès de la fosse lombaire et on pourrait confondre ces deux affections, si l'on ne se livrait à un examen approfondi du malade. Mais la douleur du psoïtis se montre profondément

dans le flanc, suivant le trajet du psoas; c'est en avant dans la direction de ce muscle et non dans la région lombaire qu'elle est augmentée par la pression. Dans le psoïtis les mouvements du tronc sont très-douloureux, le corps est courbé en avant et du côté du mal, la cuisse est fléchie sur le bassin et ne peut être étendue, qu'imparfaitement encore, sans provoquer les plus vives douleurs. Ces symptômes se rencontrent, il est vrai, dans les abcès de la fosse lombaire, comme nous l'avons vu; mais ce n'est qu'exceptionnellement et, dans tous les cas, à un degré beaucoup moins prononcé. Enfin ce n'est pas aux lombes que se forme la tumeur purulente des abcès du psoas, mais à l'aine ou à la partie supérieure de la cuisse.

20. *Signes différentiels des diverses espèces d'abcès de la fosse lombaire.* — Il est quelquefois très-difficile de distinguer un *abcès par congestion de la fosse lombaire* d'un abcès primitif de cette région à marche chronique : les symptômes locaux que nous avons fait connaître sont à peu près les mêmes dans les deux cas. Cependant l'embarras sera en général moins grand, si le pus qui forme *l'abcès par congestion provient des parties molles*. En effet, si la tumeur purulente des lombes a pour point de départ un abcès du poumon ou un empyème, les signes de ces maladies fournis par l'auscultation et la percussion de la poitrine viendront fixer le diagnostic. Il ne faut pas oublier, comme nous en avons donné un exemple, que la tumeur purulente, lorsqu'elle provient d'un empyème du côté gauche, peut présenter des pulsations tout à fait isochrones aux battements du pouls et simuler un anévrysme. On reconnaîtra par la matité du thorax à gauche et la déviation du cœur à droite, que ces pulsations sont produites par la transmission des impulsions du cœur que l'épanchement pleural a soulevé et éloigné de sa place habituelle. L'examen at-

tentif de l'hypochondre gauche, de l'hypochondre droit et des fosses iliaques fera de même reconnaître une collection purulente ayant sa source dans ces régions.

S'il n'y a pas un grand inconvénient à prendre un abcès par congestion de la fosse lombaire provenant des parties molles pour un abcès primitif ou consécutif, puisque le traitement ne diffère pas dans ces cas, il n'en est pas de même quand il s'agit des *abcès ossifluents de la fosse lombaire* : il importe beaucoup de ne pas confondre ces derniers avec les abcès proprement dits de la fosse lombaire. La constitution scrofuleuse ou lymphatique du malade, une semi-réductibilité de la tumeur purulente, les douleurs développées par le passage d'un courant électrique, ou bien spontanées ou à la pression sur le trajet de la partie inférieure de la colonne vertébrale, ou au niveau de l'os iliaque quand l'abcès a pour point de départ l'altération de cet os, une gibbosité lombaire ou dorso-lombaire, un commencement de paralysie des membres inférieurs et de la vessie sont des signes qui, quand ils se rencontrent, indiquent que l'abcès a pour origine une lésion osseuse. Cependant, comme nous l'avons vu dans l'observation de Mautreyt que nous avons mentionnée, ces symptômes peuvent faire défaut bien que l'on ait affaire à un abcès ossifluent. Mais de semblables faits sont extrêmement rares, et si l'on se rappelle que, sur trente cas d'abcès ossifluents susceptibles d'aller proéminer aux lombes, il n'y en a guère qu'un qui prenne cette direction, on voit combien il y aura peu de chances pour qu'une tumeur purulente de la région lombaire soit un abcès par congestion.

Des hématuries répétées, du pus dans les urines[1], l'hy-

---

1. La présence du pus dans l'urine est en réalité un des principaux signes distinctifs des abcès consécutifs de la fosse lombaire causés par les maladies du rein. Cependant, il ne faut pas oublier qu'un abcès primitif peut présenter aussi des urines purulentes quand il s'ouvre dans la vessie ou le

pertrophie du rein constatée par la pulsation du flanc correspondant, les signes de la cachexie cancéreuse, en même
temps qu'une tumeur purulente aux lombes, indiqueront
un *abcès de la fosse lombaire consécutif à un cancer du
rein ou à une lésion chronique de cet organe.*

Si, après les signes d'une pyélite avec collection purulente dans les calices et le bassinet appréciable à la palpation en avant dans le flanc, il survient une douleur aiguë
à la partie postérieure de la tumeur, avec tuméfaction de
la région lombaire et œdème sous-cutané, la succession de
ces symptômes fera présumer un *abcès de la fosse lombaire consécutif à une pyélite.*

La tumeur purulente des lombes survient-elle chez un
sujet atteint de coliques néphrétiques, ayant eu des réten-
tions d'urine et des pissements de sang et dont l'urine contient actuellement du pus, on diagnostiquera un *abcès de
la fosse lombaire consécutif à des calculs rénaux.* L'issue
de graviers ou de petites pierres par l'ouverture de l'abcès
ou bien la sensation d'un corps dur au fond du foyer par
l'exploration avec la sonde, en même temps que la présence de l'urine dans le pus de l'abcès viendront confirmer
le diagnostic et indiquer un *abcès urineux de la fosse
lombaire.*

Il sera facile de reconnaître les *abcès stercoraux de la
fosse lombaire* aux troubles intestinaux, diarrhée ou constipation et coliques qui les auront précédés, aux gaz et aux
matières fécales qui se font jour par l'ouverture de l'abcès
et au dégagement plus grand de ces gaz par la pression
sur le côlon.

Nous avons parlé plus haut des moyens de reconnaître
les *abcès vermineux de la fosse lombaire* quand ils sont

canal de l'urèthre ; mais c'est là un mode de terminaison tout à fait exceptionnel, puisque l'on ne connait que le fait de Charnal que nous avons deux
fois mentionné.

produits par des *hydatides*. S'ils sont déterminés par le *strongle géant*, le diagnostic sera établi par la présence des œufs de cet entozoaire dans l'urine et les hématuries. Mais le plus souvent ces abcès vermineux ne pourront être diagnostiqués sûrement que par l'issue des vers, soit par l'ouverture de l'abcès, soit par le canal de l'urèthre. D'ailleurs, il ne faut pas oublier qu'on ne connaît qu'un seul cas d'abcès de la fosse lombaire produit par les strongles, ce qui indique suffisamment l'extrême rareté de ces abcès.

PRONOSTIC. — Le pronostic des abcès de la fosse lombaire est subordonné au traitement qu'on emploie. Si la maladie a été reconnue dès le début ; si, attentif à en suivre avec soin toutes les phases, on a ouvert la tumeur aussitôt qu'on a pu sentir la fluctuation, le pronostic est en général favorable, surtout si l'abcès est primitif et revêt la forme aiguë. Mais lorsque l'abcès, offrant une marche insidieuse, a été méconnu, ou que le chirurgien trop craintif n'a pas osé porter profondément l'instrument tranchant jusqu'au foyer de la collection purulente, l'abcès alors peut offrir la plus grande gravité. Dans ces circonstances, la mort arrive le plus souvent ; tantôt les malades succombent aux suppurations interminables produites par les ravages qu'a faits au loin le pus avant l'ouverture de l'abcès à l'extérieur ; tantôt ils sont emportés par de graves complications qui sont causées par le voisinage de l'abcès, telles que des pleurésies et des pneumonies ; ou bien l'abcès, en s'ouvrant dans le péritoine, la plèvre ou un autre organe important, détermine des accidents encore plus promptement mortels.

Les abcès primitifs de la fosse lombaire sont moins graves que les abcès consécutifs. Le pronostic de ces derniers sera d'ailleurs subordonné à la maladie qui les a produits, pouvant être par elle-même mortelle, et qui, dans tous les cas, a déjà plus ou moins altéré la constitution du malade. Les abcès calculeux, outre qu'ils peuvent produire, par l'infiltration urineuse qui les accompagne, des phlegmons gangreneux de la plus grande gravité, sont toujours plus longs à guérir, et sont souvent suivis de fistules interminables entretenues par des lésions du rein et des pierres enchâssées dans cet organe ou cachées au fond du foyer purulent.

Le pronostic est également moins favorable, et à peu près pour les mêmes raisons, quand l'abcès de la fosse lombaire a pour cause une perforation du côlon ou des vers. Cependant, d'après les observations que nous avons consultées, les abcès calculeux, stercoraux et vermineux de la fosse lombaire, quoique plus graves que les abcès primitifs, se terminent assez fréquemment par la guérison.

Traitement. — Bien que le phlegmon des fosses lombaires se termine presque inévitablement par suppuration, il faut tout faire, surtout si l'on est appelé dès le début de la maladie, pour en obtenir la résolution. Pour atteindre ce but, on emploiera les antiphlogistiques généraux et locaux, les sangsues en grand nombre sur les lombes, les ventouses scarifiées, ou bien encore de larges vésicatoires volants, et en même temps on tiendra le ventre libre par des lavements et surtout par des purgatifs salins répétés qui, indépendamment des garde-robes qu'ils procurent, agiront en outre à titre d'antiphlogistiques.

Mais si, malgré l'emploi de ces moyens, l'inflammation suit son cours, et que le redoublement de la fièvre, les frissons et les douleurs devenues lancinantes indiquent la formation du pus, on devra s'attacher avec le plus grand soin à constater les signes physiques de la suppuration. Chaque jour, la région lombaire sera scrupuleusement examinée, et si, en même temps qu'elle s'élargit et se tuméfie, elle devient le siége d'empâtement et d'œdème, on peut être certain qu'il existe profondément dans la fosse lombaire un foyer purulent, et l'on s'appliquera à reconnaître la fluctuation qui, quoique obscure et profonde, est souvent alors manifeste. Si à cause de l'épaisseur des parties molles ou de leur tension on ne pouvait percevoir la fluctuation, ou bien si elle tardait trop à se manifester, il n'en faudrait pas moins, se fondant sur les signes que nous venons d'indiquer, l'*empâtement et l'œdème*, considérer comme certaine la présence du pus et ne pas hésiter à lui donner issue. Car ici, l'indication est formelle ; ces abcès doivent être ouverts aussitôt que l'existence du pus est reconnue. C'est en suivant ce précepte qui remonte à Hippocrate qu'on évitera les graves complications dont nous avons parlé à propos du pronostic et que l'on rendra ce dernier favorable. Aujourd'hui, tous les chirurgiens sont d'accord sur le principe d'ouvrir le plus tôt possible les abcès de la fosse lombaire, mais ils ne le sont pas complétement sur les moyens à employer pour en pratiquer l'ouverture. Les uns préfèrent avec Rufus, Chopart et Denonvilliers *les caustiques;* les autres avec Chassaignac préconisent *la ponction ;* mais la majorité des chirurgiens, suivant en cela l'exemple d'Hippocrate, donnent la préférence à *l'incision.* De là, comme on voit, trois méthodes.

1° *Cautérisation.* — La cautérisation se pratique avec la potasse caustique ou la pâte de Vienne. Cette méthode est souvent employée pour l'ouverture des abcès de la fosse iliaque, afin de déterminer des adhérences péritonéales qui empêchent l'épanchement du pus dans la cavité du péritoine. Mais, comme aux lombes on n'a pas cette crainte, puisque la fosse lombaire, surtout quand il y a un abcès, est dépourvue en grande partie de péritoine, ce n'est donc guère que dans le but d'éviter des hémorrhagies qu'elle est alors employée. La cautérisation se fait d'après plusieurs procédés : tantôt on ne fait qu'une seule application de caustique, et on attend que l'eschare en se détachant permette au pus de s'écouler ; tantôt on en fait plusieurs applications successives, à quelques jours d'intervalle, en incisant l'eschare et en plaçant, à chaque fois, au fond de l'incision, une nouvelle quantité de caustique, et cela jusqu'à ce qu'on soit arrivé au foyer de l'abcès. Mais quel que soit le procédé mis en usage, cette méthode a l'inconvénient d'être d'une extrême lenteur et de donner ainsi au pus le temps d'étendre ses ravages et de s'ouvrir dans le péritoine, la plèvre ou l'intestin. Aussi, a-t-on donné le conseil, pour obvier à cet inconvénient, d'inciser, deux ou trois jours après l'application du caustique, sur l'eschare elle-même, pour arriver jusqu'au foyer. Mais ce procédé mixte de l'incision et de la cautérisation, qui a l'avantage de diminuer l'épaisseur des tissus à traverser par le bistouri, laisse subsister en grande partie les chances d'hémorrhagie qu'il était destiné surtout à prévenir ; en effet, le bistouri peut inciser les vaisseaux des plans profonds qui ont été épargnés par le caustique, et qui sont précisément ceux dont la lésion est le plus à redouter. On voit d'après cela qu'il vaut infiniment mieux en venir tout de suite à l'incision. Toutefois, chez les personnes pusillanimes, qui ont une répugnance insurmontable pour l'instrument tranchant, on est quelquefois obligé d'avoir recours à la cautérisation. Il faudrait alors se servir de préférence de la pâte de Vienne, qu'on emploierait d'après le second procédé, en ayant soin que les applications successives, longues et étroites comme une incision, soient faites à des intervalles aussi rapprochés que possible, afin d'atteindre promptement le foyer purulent.

2° *Ponction*. — On pratique la ponction, soit avec un bistouri droit, soit avec un trois-quarts également droit qu'on enfonce jusqu'au foyer de l'abcès. On a employé quelquefois cette méthode lorsque les malades ne voulaient pas se soumettre à une grande incision. M. Hallé en donne, dans sa thèse, un exemple qui lui a été communiqué par M. Guéneau de Mussy. Une dame d'une quarantaine d'années avait un abcès de la fosse lombaire droite qui formait en arrière une tumeur qui était le siège d'une fluctuation manifeste. Un chirurgien, appelé en consultation par M. Guéneau de Mussy, ne pouvant vaincre l'insurmontable résistance qu'opposait la malade à la pratique d'une grande incision, se contenta de faire une simple ponction qu'il maintint dilatée, et qui, devenant insuffisante, fut suivie de plusieurs autres et d'injections. Malgré l'emploi de ces moyens et une longue incision trop tardive, la malade succomba aux accidents causés par le croupissement du pus dans le foyer et ses infiltrations dans les différentes couches de la paroi lombaire et des régions voisines. Ce fait démontre les inconvénients des ponctions simples, qui non-seulement ne permettent pas l'écoulement facile du pus, mais encore n'empêchent pas l'air de pénétrer dans le foyer et d'altérer les qualités du liquide purulent. En outre, cette méthode, avec toutes ses défectuosités, n'est applicable qu'aux abcès primitifs de la fosse lombaire ; car, pour les abcès consécutifs que compliquent les calculs rénaux ou d'autres corps étrangers, il faut nécessairement avoir recours à l'incision, qui permet de les reconnaître et d'en pratiquer l'extraction.

M. Chassaignac a appliqué plusieurs fois au traitement des abcès de la fosse lombaire sa méthode du drainage chirurgical, qui consiste, comme on le sait, en une double ponction pratiquée avec un long trois-quarts courbe ; à travers les deux ouvertures, il fait passer un tube à drainage qu'il laisse en place jusqu'à ce que la source du pus soit tarie et le foyer cicatrisé. Mais cette méthode, très-supérieure à la simple ponction, est cependant passible, quoique à un degré moindre, des mêmes reproches, et ne peut entrer en comparaison avec la méthode des longues incisions.

La ponction ne doit pas toutefois être complétement bannie du traitement des abcès de la fosse lombaire, et pourra être utilisée dans une circonstance que nous allons faire connaître. Je suppose qu'on soit en présence d'un abcès froid des lombes dont le diagnostic est un peu douteux ; bien que la plus grande somme des probabilités soit pour un abcès froid essentiel, je suppose qu'on ait des raisons, quelque faibles qu'elles soient, pour craindre un abcès ossifluent : que fera-t-on ? La première idée qui se présente à l'esprit, c'est de s'abstenir dès lors qu'il y a doute. Mais réfléchissons-y bien : nous sommes ici entre deux écueils ; d'un côté, c'est un abcès froid qui peut, si on ne l'incise, s'étendre à l'intérieur et s'ouvrir dans un organe important ; d'un autre côté, c'est un abcès par congestion dont l'ouverture au contraire peut entraîner rapidement la mort du malade. Dans cette situation anxieuse, il n'y a qu'un parti à prendre, c'est de vider l'abcès en prenant toutes les précautions possibles pour que l'air ne pénètre pas dans le foyer et que les piqûres de l'instrument ne deviennent pas fistuleuses. Le meilleur moyen pour arriver à ce but est l'emploi de l'aiguille aspiratrice de M. Dieulafoy, qui a un petit diamètre et qui, portant le vide avec elle, ne permet pas la pénétration de la plus petite quantité d'air. Si cet instrument ou tout autre analogue était insuffisant, on emploierait les moyens de ponction ordinaires, en s'entourant de toutes les précautions nécessaires pour empêcher l'accès de l'air dans le foyer purulent.

3° *Incision*. — La méthode à laquelle la majorité des

chirurgiens donnent la préférence pour ouvrir les abcès de la fosse lombaire est à juste titre l'incision. On devra la pratiquer immédiatement en dehors de la masse commune des muscles sacro-lombaire et long dorsal, qui est l'endroit où la paroi lombaire offre le moins d'épaisseur. Les tissus seront incisés couche par couche et épongés avec soin à chaque section du bistouri, absolument comme s'il s'agissait d'une ligature d'artère. Si quelques vaisseaux artériels fournissaient un jet de sang, on en ferait immédiatement la ligature. L'incision devra avoir de sept à huit centimètres de longueur et intéresser les parties superficielles dans une plus grande étendue que les parties profondes, afin que le pus puisse s'écouler facilement et ne s'infiltre pas entre les différentes couches de la paroi lombaire. Dans la crainte de diviser des artères profondément situées et difficiles à lier, il sera plus prudent, une fois arrivé à une certaine profondeur, de remplacer le bistouri par une sonde cannelée avec laquelle, en déchirant et écartant les tissus, on achèvera de pénétrer dans la cavité de l'abcès.

Maintenant, quelle direction doit-on donner à l'incision ? faut-il la faire transversale, à deux ou trois centimètres au-dessous de la dernière côte, comme le conseille M. Demarquay ? Ou bien vaut-il mieux, avec le plus grand nombre des chirurgiens, donner la préférence à l'incision longitudinale ? Pour résoudre cette question, il suffit de se rappeler ce que nous avons dit à propos de l'anatomie de la fosse lombaire. En faisant l'incision transversale, on divise inévitablement la première artère lombaire qui, parvenue à un ou deux centimètres de l'extrémité de la dernière côte, se porte obliquement en bas et en dehors pour traverser la fosse lombaire à la manière d'une diagonale. Or, nous savons que cette artère est la plus volumineuse de toutes les artères lombaires, et je l'ai vue même quelquefois atteindre un calibre qui aurait rendu sa lésion véritablement dangereuse. Si l'on fait au contraire l'incision longitudinale, on ne peut blesser que les autres artères lombaires qui, en dehors du carré des lombes, sont en général très-grêles. C'est donc à l'incision longitudinale ou oblique de haut en bas et de dedans en dehors que nous donnons la préférence, et, en la pratiquant à deux ou trois centimètres en dedans du sommet de la douzième côte qui fournit un excellent point de repère, on est certain de ne pas diviser la première artère lombaire, dont la blessure seule nous paraît à redouter.

Il ne faudrait pas croire que la crainte d'une hémorrhagie, lorsqu'on ouvre un abcès de la fosse lombaire, fût chimérique. Cet accident est arrivé à un des chirurgiens les plus habiles de notre époque, à M. Demarquay. Un jeune homme[1] de vingt-huit à trente ans avait un abcès de la fosse lombaire droite ; M. Demarquay en fit l'ouverture, comme à son habitude, au moyen de l'incision, et il s'écoula une grande quantité de pus. Mais, le soir, le malade offrait une grande faiblesse et une pâleur extrême : la poche purulente était le siége d'un vaste épanchement sanguin. On donna issue au sang, et, malgré les moyens employés pour empêcher le retour de l'hémorrhagie, le lendemain et les jours suivants elle se reproduisit, et ce jeune homme succomba exsangue.

On voit par ce fait qu'on ne saurait s'entourer de trop de précautions, quand on ouvre un abcès de la fosse lombaire. Si, malgré cela, une hémorrhagie se produisait, on pourrait avoir recours pour l'arrêter à la compression employée comme le fit Boyer dans un cas de blessure de l'artère obturatrice dans une opération de hernie crurale étranglée. Un gros tampon de charpie fortement serré et garni de deux fils serait enfoncé dans la fosse lombaire, au ni-

---

1. FÉRON. *Loc. cit.*, p. 34.

veau de l'endroit d'où vient le sang, et on nouerait les deux fils sur d'autres tampons de charpie placés dans leur écartement, de manière à appliquer fortement le tampon intérieur contre les lèvres internes de l'incision et suspendre par cette compression l'écoulement du sang. On pourrait également se servir de la *pelote*, c'est-à-dire qu'on introduirait dans la fosse lombaire le fond d'une compresse fine dont la périphérie serait maintenue à l'extérieur et on remplirait la cavité qu'elle forme ainsi placée de boulettes de charpie imprégnées ou non de perchlorure de fer ; on aurait ainsi une pelote intérieure dont la compression sur la face interne de l'ouverture de l'abcès serait d'autant plus forte et efficace qu'on tirerait davantage sur la partie extérieure de la compresse qui serait assujettie dans cette position.

Dans les cas ordinaires, le foyer purulent évacué, on introduira dans sa profondeur une longue mèche pour conduire à l'extérieur le pus qui est resté au fond du foyer ou celui qui se reformera et l'on placera par-dessus un pansement simple ou un cataplasme de farine de graines de lin.

Si le pus contractait plus tard de l'odeur ou s'il ne s'écoulait pas facilement, on faciliterait sa sortie par des injections détersives et légèrement stimulantes qu'on pourrait pratiquer avec de l'eau tiède additionnée d'un dixième, d'un sixième et même d'un quart de teinture d'iode. On pourrait substituer à la teinture d'iode l'alcool camphré, l'eau de Léchelle ou la solution d'acide phénique.

Si l'abcès avait été produit par des calculs rénaux, il faudrait en pratiquer l'extraction à l'aide d'un doigt porté profondément dans le foyer ou de pinces qui seraient guidées sur ce doigt. Si le calcul était trop volumineux pour sortir par la plaie on le broierait et on en extrairait les fragments, ou ces derniers abandonnés seraient entraînés par la suppuration. Si le calcul était enchatonné, on essayerait de l'ébranler pour l'extraire ensuite ; mais s'il était trop solidement fixé, il serait préférable d'en abandonner l'expulsion à la nature. Seulement, dans tous ces cas où des corps étrangers restent profondément dans le foyer, on devra bien se garder de favoriser la cicatrisation de la plaie ; il faudra au contraire entretenir en ce point une fistule qui, en permettant aux liquides urinaires et purulents de s'écouler au dehors, préviendra la formation de nouveaux abcès.

PARIS. IMPRIMERIE TYPOGRAPHIQUE DE A. POUGIN, 13, QUAI VOLTAIRE.—4438.